肾病思辨录

名中医沉潜中医肾病 30 年

雷根平 著

全国百佳图书出版单位

中国中医药出版社

·北 京·

图书在版编目（CIP）数据

肾病思辨录：名中医沉潜中医肾病 30 年 / 雷根平著 . -- 北京：中国中医药出版社，2024.7
ISBN 978-7-5132-8719-7

Ⅰ.①肾… Ⅱ.①雷… Ⅲ.①肾病（中医）—中医临床—经验—中国—现代 Ⅳ.① R256.5

中国国家版本馆 CIP 数据核字 (2024) 第 070073 号

中国中医药出版社出版

北京经济技术开发区科创十三街 31 号院二区 8 号楼
邮政编码　100176
传真　010-64405721
保定市中画美凯印刷有限公司印刷
各地新华书店经销

开本 880×1230　1/32　印张 7.25　字数 154 千字
2024 年 7 月第 1 版　2024 年 7 月第 1 次印刷
书号　ISBN 978-7-5132-8719-7

定价　55.00 元
网址　www.cptcm.com

服 务 热 线　010-64405510
购 书 热 线　010-89535836
维 权 打 假　010-64405753

微信服务号　**zgzyycbs**
微商城网址　**https://kdt.im/LIdUGr**
官 方 微 博　**http://e.weibo.com/cptcm**
天猫旗舰店网址　**https://zgzyycbs.tmall.com**

如有印装质量问题请与本社出版部联系（010-64405510）

内容提要

肾病，中医有独特的治疗优势。本书记载了作者从医30多年来深研中医肾病的感悟与经验。全书分为四部分。第一部分为中医心悟，详细介绍了作者从精研经典，拜名师，熟读医案，体味药性，理论与实践相结合，沉潜中医做临床的学、知、用过程中的体会。第二部分为肾病探究，探讨肾病的中医辨治和创制新方的临床应用。第三部分为医案赏析，介绍了特发性水肿、紫癜、肾炎的典型医案。第四部分为用药体味，介绍了作者治疗肾病的中药临床应用经验。

本书为作者亲身经验所得，本着授人以渔的初心，希望对同道有所启发，嘉惠来学。本书适用于从事中医肾病医疗、科研、教学人员，以及广大中医爱好者和基层医务工作者。

杨 序

　　雷根平医生集多年临床经验及心得所撰《肾病思辨录——名中医沉潜中医肾病30年》，可喜可贺！雷医生亲送大作梓样并邀我做序，心甚感念。

　　雷医生敏而好学，孜孜以求，几十年不改其志，扎根临床，求索医道真谛，绝非易事，堪为志同。其人跟师名家，立足经典，守正创新，以经方为抓手，在临床精心求证，从不苟且，可谓道合。本书从其学研经历回顾到临床应用反思，既有熟读医案，勤求古训之传统，又有中西汇通，博采众方之发展，特别是肾病的中医临床证治，在辨证论治和创制新方上，见解精辟，治法精到，蔚然自成一家。

　　捧卷细阅，手不忍释，更有感慨满怀，尤其突出者有：

　　其一，在尿路感染、特发性水肿、过敏性紫癜性肾炎、膜性肾病和痛风等疾病上，雷医生治法新颖，处方独特，此书足为同道学习之凭鉴。

其二，在慢性肾功能衰竭的诊治上，雷医生借鉴前人观点，提出慢性疾病共有的"虚实相因"的病机学说，此见解在中医肾病，乃至慢性病的临床诊治方面颇有指导价值。

其三，在临证用药方面，雷医生对肾病常用中药的功效与应用、争议与己见，特别是用药指归上，进行了详细论述，对医者研学及临床应用，实为珍贵之资料。

其四，在医案赏阅上，雷医生既不顾左右而言他，也不牵强附会，而是认真分析，紧密联系临床实际，源于临床，归于临床，此治学精神，在当下学界尤为难能可贵，堪为后学之模范。

本书篇幅虽然不多，却处处体现着简便效廉的中医治验，洋溢着质朴自信的医德医风，凝结着作者几十年临床经验的积累与沉淀。可以说，本书是我近年来阅读的一线中医临床作者著作中叹为观止的一部。

漫漫医道，如此求索，终将有得，喜见吾道不孤也！故乐为之序，与雷医生及天下岐黄同道共勉。

国医大师 杨震

2023 年 11 月

自 序

拜读医圣张仲景《伤寒杂病论》，常感辨病辨证思路清晰，组方配伍精简巧妙，药物量效把握得当，无不堪称经典，后世遂"以六经钤百病"。自己每遇临床病例，亦常以之为圭臬，并屡有体悟及思辨心得。

沉潜肾病治疗，深感中医肾病之难治，由来久矣。不唯肾衰，蛋白尿亦难有好的效果。其难难于中医理、法、方、药四个方面，即病机的认识是否准确，立法是否恰当，方药的选择是否正确，药物的体会是否有经验。

从医30多年来，读经典，拜名师，阅文献，中医思想与思维不断坚定；基于10余年大内科基础，做临床，勤思考，善总结，由博返约，于中医肾病病机与方药，积有点滴心得。见识也许浅薄，然常敝帚自珍，不揣冒昧，公之于众，敬请各位同道斧正。

雷根平

甲辰正月于咸阳

目 录

第一部分　中医心悟

一、精经典，熟医案，理论临床相结合　/ 01

（一）名师领进经典门　/ 02

（二）多读医案悟经意　/ 03

（三）检验真理靠实践　/ 04

（四）知常达变做临床　/ 06

（五）中医思维终形成　/ 08

二、度病势，重扶阳，出奇制胜决疑难　/ 10

（一）度病势，阳衰阴盛　/ 11

（二）重扶阳，会用附子　/ 13

（三）决疑难，出奇制胜　/ 15

三、细辨证，明法则，临证重在悟方药　/ 19

（一）仔细辨证是基础　/ 20

（二）治则治法当深究　/ 21

（三）掌握病机活用方　/ 23

（四）体会药性疗效彰　/ 24

四、学伤寒，治杂病，京师名医领进堂　/ 27

（一）刘教授教我学伤寒　/ 27

（二）跟随祝教授学杂病　/ 32

五、研肾病，重脾胃，沉潜中医做临床　/ 36

（一）跟师杜教授治肾病　/ 37

（二）脾病多宗沈教授　/ 39

第二部分　肾病探究

一、尿路感染　/ 45

（一）研究心得：虚实论治尿感病，补肾通淋是大法　/ 45

（二）临床实践：补肾通淋汤的创制与应用　/ 50

二、特发性水肿 / 53

（一）研究心得：特发水肿宗四法，利水有方独芪汤 / 53

（二）临床实践：独芪汤的创制与应用 / 58

三、过敏性紫癜性肾炎 / 60

（一）研究心得："三部六法"治紫癜，抗敏除湿是首创 / 60

（二）临床实践：抗敏除湿汤的创制与应用 / 65

四、慢性肾功能衰竭 / 67

（一）研究心得：慢性肾衰系统看，虚实相因是特点 / 67

（二）临床实践：加味薯蓣丸的创制与应用 / 77

五、痛风论治 / 78

（一）研究心得：分期治疗痛风病，蠲痹勿忘生薏苡仁 / 78

（二）临床实践：降尿酸，消结石，重用生薏苡仁 / 82

六、膜性肾病 / 83

（一）研究心得：六法并治膜肾病，芪地固肾是效方 / 83

（二）临床实践：芪地固肾方的创制与应用 / 86

七、糖尿病 / 88

（一）研究心得：消渴并非糖尿病，病机复杂有湿热 / 88

（二）临床实践：黄芪桂枝茯苓汤的创制与应用 / 100

第三部分　医案赏析

一、特发性水肿验案 / 103

（一）单侧眼睑久浮肿，久病生瘀是病机 / 104

（二）左侧颜面水肿风，桂枝加葛收全功 / 105

（三）右侧颜面久水肿，发汗利水在辛通 / 106

（四）经期手足交替肿，行气活血祛风湿 / 107

（五）特发水肿女性多，益气活血水自消 / 109

二、紫癜验案 / 110

（一）湿邪为病下先受，紫癜肾有湿毒证 / 111

（二）紫癜伴有咽部痛，由肺及肾病热毒 / 112

（三）紫斑色红部位多，小蓟还需地黄汤 / 113

（四）年老久病紫癜肾，脾肾阳虚用附子 / 114

（五）紫癜虽久邪仍在，补肾活血调营卫 / 116

（六）紫癜肤轻肾病重，培补脾肾重芪地 / 117

（七）紫癜肾久气阴伤，大剂芪地固肾方 / 119

三、肾炎验案 / 121

（一）局灶节段硬化症，重剂生地建奇功 / 121

（二）非典型膜性肾病，补肾行瘀两月愈 / 124

（三）膜性肾病病反复，临床常见不用怕 / 125

（四）大量蛋白膜肾病，守方服用病能消 / 127

第四部分 用药体味

一、黄　芪 / 129

二、附　子 / 137

三、生地黄 / 149

四、牛　膝 / 155

五、薏苡仁 / 160

六、土茯苓 / 166

七、白花蛇舌草 / 171

八、麻 黄 / 174

九、芡 实 / 186

十、葛 根 / 188

十一、三 七 / 196

十二、大 黄 / 199

十三、鳖 甲 / 207

参考文献 / 211

一、精经典, 熟医案, 理论临床相结合

多年来, 中医界提倡中医药院校学生、中医临床从业者读经典, 我认为非常正确和必要。读经典是培养、掌握中医思维方法的重要途径, 也是中医学区别于西医学的本质所在。中医思维方法作为中医理论体系与临床活动的内在核心, 对中医理论体系的构建、演变及中医临床诊疗活动都有着重要影响, 多读经典可以达到训练中医思维方法的目的。但是, 经典著作理论性强, 与临床有一定差距, 而医案正是沟通中医理论和临床的桥梁。所以, 在读经典的基础上还要多读医案, 使理论与临床紧密结合, 这样既有利于中医思维的建立, 也有利于解决临床问题。

个人体会：多读经典，一是要坚持经常读，二是要重点内容反复读，逐步达到精通各大经典，如此才能逐渐形成中医思维。多读医案，一是要广泛涉猎有数量，二是要选定方向有重点，力求熟谙有关医案，如此才能真正达到理论临床相结合。

（一）名师领进经典门

我于 1985 年考入北京中医药大学。本科阶段，学习《伤寒论》时有幸遇到裴永清老师授课。裴永清老师对《伤寒论》深有研究，每讲《伤寒论》往往引经据典予以说明，并阐述个人独到认识及临床应用，常常理论与实践紧密联系，讲课生动，让人印象深刻。老师一生著述不多，《伤寒论临床应用五十论》是裴永清老师对《伤寒论》研究、教学及 40 余年临床经验的总结，论中多有新见解，业界影响较大。刘渡舟教授论及此书时说："《伤寒论临床应用五十论》，洋洋十数万言，颇多创见，而不落历代注家窠臼，使人闻后耳目为之一新。"

裴永清老师是刘渡舟教授的首届硕士研究生。刘渡舟教授是全国著名中医大家，是伤寒界人士都很仰慕的知名伤寒学者，也是我们当时学习用的《伤寒论》教材的主编。我们上大学那个时候，刘渡舟教授和裴永清老师都在学校门口的国医堂出门诊。两位老师门诊患者很多，疗效很好，深受患者好评。我们几个同学课余常跟刘渡舟教授和裴永清老师见习。后来得知两位先生周六在北太平庄北京市中医专家门诊部出诊，我便与李昆成、夏书文等跟随刘渡舟教授和裴永清老师出诊，侍诊左右，持续近 3 年，收获良多。跟随两位老师门诊，经常聆听老师运用《黄帝内经》(以下简称《内经》)、《伤寒论》等经典名著分析证候、辨证论治、处方用药,让我们体会到了中医经典的博大精深。两位老师深厚的中医功底和高尚的医德风范也给当时的我留下了深刻印象,坚定了我学习中医的决心,成就了我的铁杆中医之路。在后来多年的中医临床中,深深地体会到读经典的重要性和实用性。

(二)多读医案悟经意

近代名医恽铁樵说:"我国汗牛充栋之医书,其真实价值不在议论而在方药,议论多空谈,药效乃事实,故选刻医案乃现在切要之图。"近人周学海说:"每家医案中必有一生最得力处,细心遍读,是能萃众家之所长矣。"上海姜春华老中医也说:"我学习百家医案能收到或多或少的养料,如王孟英的'养阴疗法',薛立斋的'平清疗法',吴鞠通的'用药剧重',在临床上各有用处。"更有一些临证之点滴认识,或不便载于论著,或因医家一生忙于诊务,无暇著述,而以医案的形式得以留传。

中医经典著作多言简意赅,不易掌握其含义,往往需要多看各家旁征博引的注释,或依据典型医案才能有所领悟。如《内经》中"诸禁鼓栗,如丧神守,皆属于火"是病机十九条内容,没有临床经验则不易理解,但看到王孟英治食猪肉体战栗医案时,才对本条病机有了深刻的理解。"当湖汪希生内政,中年时每食猪肉即体战栗,屡医不效。嗣因他病,服逍遥散数剂,而旧疾亦瘳。后与余谈及此事,并询其故。余谓《素问》云:诸禁鼓栗,皆属于火。此必肝胆素有郁热,猪肉乃动风之物,能引动其病,而不能开其郁,故食之即发。逍遥散乃开郁散火之剂，所以偶服得愈。愚按钱塘吴馥斋令正，每食猪肉少许，即腹痛气冲，神瞀如寐，必呕吐而始舒，如是经年。余亦作厥阴郁热治，以雪羹吞当归龙荟丸而瘥。"此案生动，颇切经意，读后使人恍然大悟。

本人一直喜读医案类书籍，一方面可以加深对经典著作的理解，另一方面可以拓展临床思路，提高临床疗效。多年坚持下来，积累了很多经验，后来选用药独到的名家医案汇集成册，出版了《临证用药医案集》一书。

（三）检验真理靠实践

读经典时，常常会遇到注解经典的医家对某些观点有不同见解。个人体会，需经多年临床后再读经典，才能明白经典的含义，才能据临床实践判断各家注解的是是非非。如"肾苦燥，急食辛以润之"出自《素问·脏气法时论》，书中曰："肾主冬，足少阴太阳主治，其曰壬癸，肾苦燥，急食辛以润之，开腠理，致津液，通气也。"《素问·至真要大论》亦云："寒淫于内，治以甘热，佐以苦辛，以咸泻之，以辛润之，以苦坚之。"后世医家对此却有争议。如《六腑五脏用药气味补泻》里记载："肾苦燥，急食辛以润之，黄柏、知母。"《汤液本草》里则认为："肾苦燥，急食辛以润之，知母。"这是以知母、黄柏等苦寒、甘寒之品治疗肾燥的不同观点。又如《本草纲目》里记载："肉桂下行，益火归原，此东垣所谓肾苦燥，急食辛以润之，开腠理，致津液，通其气者也。"《本草经疏》曰："桂枝入足太阳经，桂心入手少阴、厥阴经血分，肉桂入足少阴、厥阴经血分。夫五味，辛甘发散为阳；四气，热亦属阳……辛以散之，热以行之，甘以和之，故能入血行血，润肾燥。"这是以桂枝、桂心、肉桂等辛、甘、热之品治疗肾燥的不同观点。都是名家，到底谁的观点正确呢？有一医案，可以一观。

贾某，男，62岁。2011年12月19日就诊。以"腰部以下冰冷6年余，足后跟痛、皮肤粗糙3年"为主诉就诊。患者于2005年因失眠、便秘长期服用大黄、黄连、黄柏、石膏等寒凉之品，初有效，但渐渐出现胃脘及腰以下发凉，食纳较差，便溏，周身发热。更医后，医生因其周身发热，予滋阴清热药，如知柏地黄汤等。3年前，腰以下发凉渐渐加重，并出现大腿部抽搐，足后跟痛，且皮肤干燥、起皮屑。因本病四处求医，百治无效，心生恐惧，后经人介绍来我处门诊。就诊时仍诉：腰以下发凉，大腿部抽搐，足后跟痛，且皮肤粗糙、起皮屑，胃脘发凉，食纳较差，便溏，口不干，喜热饮食，畏寒怕冷加衣则减，神疲乏力，精神不振。舌淡胖，边有齿痕，苔滑。脉沉弱无力。中医辨证：脾肾虚衰，寒凝血脉。我予温补脾肾，扶阳通脉。方选当归四逆汤合附子理中丸、四逆汤。用药：制附片60g（先煎1小时），干姜40g，细辛10g，当归30g，桂枝30g，白芍30g，通草15g，生姜10g，大枣10枚，甘草30g，党参15g，黄芪90g，淫羊藿20g，菟丝子20g，补骨脂20g，枸杞子20g。7剂，水煎服，日1剂。药后病情平稳，诸症有减。以此方为基础，后增制附片至100g→150g→200g→250g，细辛10g→30g，桂枝30g→60g，干姜40g→60g，吴茱萸10g→15g→20g，甘草30g→60g，制草乌20g→50g，肉桂10g→15g→30g。调理两个月后诸症消失，尤其足后跟痛消失，且皮肤光滑，不再起皮屑。为巩固疗效，以上方制为丸药口服善后。

按：本案患者因久服寒凉药物，损伤阳气，阴寒内盛，久而肾阳虚衰，火不生土，脾阳亦衰，血虚寒凝于经脉而见一派寒凉之象。又因阳气虚衰，寒凝水滞，气不布津，故生内燥。本案始终用大剂辛温之品治疗，未用一味甘寒之品而达到皮肤滑润之效果。所谓"肾苦燥"，是由肾阳亏虚，不布津液到该到之处，并非津液不足。治疗自然需要辛开温通，致津液到达该到之处。这才是《内经》所言"肾苦燥，急食辛以润之"之真意所在。

（四）知常达变做临床

读经典，记经言，知常达变，以其指导临床。《素问·太阴阳明论》所言的"伤于湿者，下先受之"对临床有很好的指导作用，多用于下焦湿邪为病的治疗，如痹证、淋证等。初上临床，屡次治疗过敏性紫癜及过敏性紫癜性肾炎，均遵凉血活血之古训，效果不佳。一个偶然的病例提醒我本病的病机乃以湿邪为主。

段某，男，10 岁。2013 年 4 月 6 日就诊。以"双下肢反复出现青紫斑块半年"为主诉就诊。患者半年前无明显诱因出现双下肢青紫斑块，在当地三原县医院就诊。查血小板 130×10^9/L。尿检查：蛋白（++），隐血（+）。诊断：过敏性紫癜，紫癜性肾炎。予醋酸泼尼松片（强的松）、马来酸氯苯那敏片（扑尔敏）、芦丁等口服，肌内注射强力解毒敏，静脉注射维生素 C、葡萄糖酸钙等治疗，紫癜消失，尿检转阴。但在激素减量过程中上述症状反复，且遇天阴下雨时病情加重。服用上述药物及中药汤剂，病情迁延半年未愈。就诊时强的松日用量为40mg，诊断同前。体格检查：神清，精神一般，形体较胖，满月脸，水牛背，心、肺、肝、脾未见异常。双下肢膝以下皮肤大片紫斑，按之不退色。舌淡胖，苔白厚腻，脉滑。辅助检查：查血常规正常。尿检查：蛋白（++），隐血（+）。中医诊断：紫癜。家属一句"遇天阴下雨时病情加重"提醒了我，本病乃以下焦湿邪为主。证候诊断：湿毒下注。西医诊断：过敏性紫癜，紫癜性肾炎。治法：除湿解毒。处方：三仁汤、四妙丸、过敏煎加减。用药：生麻黄、防风、五味子、乌梅、生甘草、白蔻仁、厚朴、滑石、通草、苍术、黄柏、牛膝、鸡血藤、威灵仙、杏仁各10g，薏苡仁20g，半夏、竹叶各6g，紫草、仙鹤草各15g。水煎服，日1剂，早晚服用。10剂。二诊时除了足踝及脚面可见散在斑块外，其余紫斑已消失。尿检查：蛋白（+），隐血（－）。嘱继服上方10剂。三诊时斑块尽消，尿检结果正常。再进10剂以巩固疗效。病告愈，随访一年，未复发。

按：临床观察发现，本病有以下特点：①好发于儿童。②皮肤表现多以双下肢为重，占本病十之八九，全身皮肤紫癜者不到十之一二。③部分患者遇天阴或潮湿天气病情加重或反复。④舌苔多呈白腻甚或厚腻。根据中医学"湿邪为病，下先受之"及"同气相求"之理论，认为本病以湿邪为主，所以本病治疗重在除湿而不是凉血。结合西医学所认为的过敏性紫癜性肾炎是一种变态反应性疾病，故以"抗敏除湿汤"命名本方。"抗敏除

湿汤"是由三个单方组成的复方，以经典著作《温病条辨》的
"三仁汤"宣上、畅中、渗下，以除下焦之湿为要，伍以"四妙
丸""过敏煎"，用于治疗过敏性紫癜及紫癜性肾炎，疗效卓著。

（五）中医思维终形成

读经典的意义不在只言片语的记忆，不在一方一药的掌握，
而在于中医临床思维的形成。一本《伤寒论》，不仅仅是张仲景
流传给我们的112方，更重要的是六经辨证中医临证思维方法，
故《伤寒来苏集》云："六经钤百病。"《金匮要略》更是对杂病、
慢性病的治疗提供了指导。

《伤寒论》对临床的指导意义是大家公认的，所载方剂至今
在临床广为使用。"唐时孙思邈，一代大医，初不重视仲景，但
治伤寒终不应手，后宗法《伤寒论》始曰：'仲景特有神功'，故
《千金翼方》之作半，为此也。"（《细辛与临床》，河北省名中医
刘沛然著）

我曾诊治一个多汗的患者，李某，男，52岁。就诊时间
2013年2月9日。主诉：多汗，怕冷1年余。患者1年前跑步
后用凉水洗澡，之后发热，无汗，极度怕冷。在学校卫生所诊
治，热虽退，但大汗淋漓。后留有经常出汗，而且怕冷的症状。
1年来怕冷则加衣，加衣则汗出，退衣则怕冷，既矛盾又痛苦。
多家医院检查无特殊异常，但自觉神疲乏力，伴小便少。服药
无数，病不得愈，甚为苦恼。今身穿夹衣来诊。体格检查：触其
肌肤，凉而潮湿。舌淡苔白，脉沉细。中医诊断：汗证。证候诊

断：表证失治伤阳。西医诊断：自主神经功能紊乱。治法：扶阳固表。方选桂枝加附子汤。处方：桂枝、白芍、生姜各 10g，炙甘草 6g，大枣 5 枚，制附片 15g（先煎）。7 剂，水煎，日 1 剂，早晚分服。药后效果明显，患者呼之为神药。后因其他原因改投他医，方用玉屏风散加味，效则不如从前。遂再次就诊我处，继续予前方。后以益气扶阳固表之品善后，病获痊愈。

按：本例患者与《伤寒论》中"太阳病，发汗，遂漏不止，其人恶风，小便难，四肢微急，难以屈伸者，桂枝加附子汤主之"何其相似。

再如：郭某，男，43 岁。咸阳地税局职工。就诊日期：2014 年 1 月 20 日。主诉：头项疼痛难举 1 周。现病史：患者 1 周前因天气炎热睡觉时一直吹风扇 10 余小时，醒后即感头痛，项部不适，喜卧位，直立时头难以抬起，抬起时头痛加重，在家中服用伤寒感冒类药，药效不佳，遂就诊于我院并住院诊治。入院后行各种检查，如颈椎五位 X 线片、头颅核磁共振、血尿常规、肝胆 B 超、泌尿系 B 超等均正常；邀请神经外科会诊，均未见异常。对症治疗后效果不佳。遂寻求中医诊治。刻下：头项强痛，难以抬头，不发热，饮食、二便可。询其是否恶风，言极其恶风，天虽热，亦不欲开风扇，汗出不已，遇风加重。体格检查：舌淡苔薄白，脉浮缓。中医诊断：感冒。证候诊断：太阳中风。西医诊断：普通感冒。治法：祛风散寒。处方：桂枝加葛根汤。用药：葛根 45g，桂枝 30g，白芍 30g，甘草 10g，生姜 10g。3 剂。每剂水煎 400mL，日 1 剂，早晚服。药后确如古人之所言，1 剂知，2 剂已。此案即《伤寒论》所载："太阳病，项背强几几，反汗出恶风者，桂枝加葛根汤主之。"

若能形成、总结出中医临床思维方法，便不会再有"古方不能治今病"的担忧。中医的临床思维就是辨证论治。首先通过望、闻、问、切收集患者资料，再按照中医理论归纳疾病病机，最后依据病机立法、处方用药。切记能选经方尽量选用经方，切不可不辨证，见高血压就开镇肝熄风汤，见发热就用清热解毒等。临证之际，不管疾病轻重缓急，应不乱阵脚，辨证论治，自能取得很好的疗效。

总之，精读经典是学习中医的重要途径，熟读医案是理解、掌握、应用经典的重要桥梁。精经典、熟医案，理论临床相结合，正是培养中医工作者中医思维的好方法，是其他途径根本不可取代的。

二、度病势，重扶阳，出奇制胜决疑难

著名中医临床家李可曾说："阳虚的人十占八九，真正阴虚的百不见一。"李可先生一生研究《伤寒论》《圆运动的古中医学》等，临床治病屡起沉疴，最终成长为治疗急危重症的高手。

那么，李可之言有无道理呢？

个人体会：随着生活环境和生活方式的变化，疾病的整个态势以"阳虚阴寒"者居多。阳虚见证以"萎""寒""淡""沉"为特点。附子为扶阳要药，有毒，但不必谈"附"色变，畏之如

虎狼。解毒重在意识在先，掌握解毒方法在后。

（一）度病势，阳衰阴盛

随着我国人民群众生活水平的日益提高，生活方式也出现了多样化，但不良的生活方式却带给了人们很多疾病。总的来讲伤阳者多，临床表现以阴寒为主。陕西省咸阳地区是我生活、工作的地方。有一年（2000 年前后）夏天，持续高热达 20 余天，人在室外停留片刻都热得受不了。高热天气，我每日饮用冰镇白开水，当时觉得很爽，很解渴、解暑，但持续 10 余天后自觉腹部阴寒，继而大便溏泄。此乃脾胃阳虚之证。自此以后，我若饮凉饮、食凉物即感胃部不适。目前，中阳虚、阴寒较盛的人越来越多，尤其是年轻人。细思起来应与以下因素有关。

一是抗生素的使用。仔细观察，临床有这样的体会：感染性疾病，如肾病科常见的尿路感染、呼吸系统的支气管炎等，初次发病使用抗生素效果非常好，反复几次后效果则不如原来的好，甚至没效果。另外，患者会越来越畏寒、怕冷。为什么呢？我的体会是，抗生素类药物用中药理论分析，它应属苦寒药一类。细菌感染性疾病临床表现是红、肿、热、痛，属中医学的实热证，西医用抗生素效果非常好，中医使用苦寒清热解毒类药物效果也很不错。所以，抗生素相当于中药的苦寒类药物，长期应用或反复使用，必然伤及人体阳气。

二是激素类药物的使用。激素类药能促进人体代谢，具有兴奋机能的作用，似中药中大辛大热之品。用激素后多出现面热失眠、多食多汗、肥胖痤疮，多为湿热证。日久伤阴而见舌红，耗散阳气而见畏寒、怕冷等阳虚表现。常见于肾病、肿瘤、风湿性疾病等长期应用激素类药物的患者。

三是嗜食生冷。嗜食生冷最易损脾胃阳气。现在人们几乎从孩提时代就开始常食冷饮，近年来青年患者阳虚恶寒者越来越多，加上很多年轻医生开中药不知辨证，临证只要带有炎症性疾病包括感冒，一律用清热解毒类药物治疗，结果病没好，反倒损伤了患者的脾胃阳气，导致胃寒纳差。

四是制冷设备的使用。本来夏季人们易得热证，但现在夏季伤风、伤寒者越来越多，比如现在常说的空调病，就是制冷设备导致的疾病。

五是工作烦劳，作息无常，尤其是青年人的熬夜，伤阳更甚；房事太过，不懂节制，亦耗散阳气。

六是人口老龄化所致的阳虚体质，慢性病、久病多伤患者阳气。

以上这些因素常导致"阳常不足"。阳虚生内寒，阴寒则盛。临床常见"阳衰阴盛"的基本病势，很多医家发出"习见可温者十之八九，可清者百无一二"、"宜温者多，可清者少（《伤寒质难·第十四》）"之说；当今临证阳虚之证十之七八，阴虚之证十无二三，卢崇汉指出"举目望去，现在有几个是阳实的啊？真正阳实的没有几个（《扶阳讲记》）"；李可也发出"阳虚的人十占八九，真正阴虚的百不见一（《扶阳论坛》）"等感叹。我觉得这些都是符合临床实际的经验之谈。做医生切忌纸上谈兵，"不得道听途说，而言医道已了，深自误哉！（《备急千金要方·大医精诚》）"

（二）重扶阳，会用附子

"阳衰阴盛"是目前疾病的基本病势，在肾病的表现中亦不例外。临床中常常有很多阳虚证，但很多医生对此知之甚少。个人体会，阳虚阴寒证临床见证有以下五大特点。

1. 萎靡

精神萎靡，嗜卧欲寐。此时，患者不一定怕冷。有位同事的女儿，9岁，感冒发烧，体温39.2℃。同事领来时，小孩就趴在桌上，一点儿精神都没有，查其脉沉，诊为阳虚外感，当时处以麻黄附子细辛汤。同事问，发烧用附子合适吗？我当时给同事解释说，《伤寒论》讲："少阴之为病，脉微细，但欲寐也。""少阴病，始得之，无汗恶寒，反发热，脉沉者，麻黄附子细辛汤主之。"指的就是你孩子的这种表现。服药2小时后体温降至38.5℃，此后体温逐渐降至正常，精神越来越好。

阳虚外感患者但欲寐，内伤阳虚患者也是如此。临床一般表现为精神萎靡，不耐劳累，身重嗜卧，神疲乏力，声低气怯，以生活状态低下为主要表现。

2. 真寒

常有中下焦虚寒的症状。如恶凉食，喜热食，稍食凉就腹泻；腹部自觉阴寒；全身怕冷，或四肢厥冷，尤以下半身为重，肘、膝以下清冷；女子痛经，白带清稀量多；小便清长，频多，大便溏泄；口不渴，或口渴，饮水而不解渴，皮肤局部干燥。此并非阴虚所致，实为阳虚不运，津液不达患处而为。

3. 舌淡滑

典型阳虚的患者具有特有的舌象，整个舌体淡嫩，舌苔水滑。

4. 脉沉软

脉沉，或微细，或沉伏（重按至骨方能按到），或细弱（脉细如丝，无力），或脉突然浮大而空软无力。

5. 假热

头皮、颜面部位自觉发热，也可以出现头面部、口周红肿疼痛，局部皮肤粗糙等看似实热证的表现，若用清热之法治之，可见效，但常反复。若用辛温之品治疗，往往能除病根，不再反复。

阳虚阴盛是目前疾病的基本态势，应温阳散寒、扶阳抑阴，当用辛温之品，如姜、桂、附之属。附子有毒，临床应用难度大，甚至有人谈"附"色变，畏之如虎狼，然而又不可或缺，他药难以替代，很多医家对附子的使用有不少办法。

附子解毒以长时间煎煮为基本方法，临床常根据用量再佐以其他配伍。张仲景《伤寒杂病论》中除乌头、附子毒时，常配伍甘草、蜂蜜。甘草善解百毒，甘缓以制其辛燥，临床用量较大；蜜为百花之精华，芳香甘醇凉润，善解百毒，并制其燥烈。李可的临床经验——凡用乌头剂，必加两倍量炙甘草，蜂蜜 150g，黑小豆、防风各 30g；凡用附子超过 30g 时，不论原方有无皆加炙甘草 60g，即可有效减毒。本人体会，凡辨证准确、病情需要，从小剂量开始逐渐加量，即可取得良好疗效。一般首剂用小剂量，让患者学会先煎，以后嘱其延长时间即可，15g 先煎半小时，30g 先煎 1 小时，45g 以上先煎 2 小时，并嘱尝其煎液以口不麻为度。若再大剂量，除延长煎煮时间外，适当配伍其他解毒药，以甘草为临床常用。

附子解毒，重在有解毒意识。一般老百姓看病，自己的药家人煎药，或他人代煎，稍有不注意，没有先煎，或煎煮时间过短，也容易发生中毒事件。我于病房管床期间，曾出现15g附子中毒两次，两者相隔不到一周。因在病房，发现早，救治积极，幸得脱险。此事发生后，曾一度暂停用附子。再用附子时心中常常警惕，对煎药方法再三叮嘱，故未再发生中毒事件。所以此类药物使用，安全为上，不可大意。现在有免煎制剂，我应用附子免煎剂型多次，最大量用到150g，没有中毒事件发生。此乃个人经验，供同道参考。

（三）决疑难，出奇制胜

阳虚生内寒，阳气虚宜扶，阴寒盛宜散。临证之际，并非畏寒怕冷皆属阳虚。临床有四种情况，尚需仔细辨证，一为湿郁，二为假热，三为气滞，四为痰瘀。

1. 湿郁致寒

湿郁致寒，犹如云南过桥米线，汤上一层鸡油，不冒热气，油面拨开，热气即现。湿为阴邪，易伤阳气，弥漫三焦，阳气不能升发，正如叶天士所说"湿胜则阳微"。

临床亦可见畏寒怕冷，类似阳虚之表现。薛生白云："湿热证，始恶寒，后但热不寒，汗出，胸痞，舌白，口渴不引饮。"吴鞠通云："湿之入中焦，有寒湿，有热湿……伤脾胃之阳者十常八九，伤脾胃之阴者十居一二……""足太阴寒湿，四肢乍冷，自利，目黄，舌白滑，甚则灰，神倦不语，邪阻脾窍，舌蹇语重，四苓加木瓜草果厚朴汤主之。""足太阴寒湿，舌灰滑，中焦滞痞，草果茵陈汤主之；面目俱黄，四肢常厥者，茵陈四逆汤主之。"

《金匮要略》曰："治湿不利小便，非其治也。"湿郁之证，治之之法，关键在于给湿邪以出路，治当利尿祛湿，邪去则阳气畅达，恶寒等症则消。此证非阳气不足，故脉并无乏力软弱之象。叶天士的《温热论》曰："通阳不在温，而在利小便。"利小便，指祛湿，重在通阳，而不在温补阳气，可选方药很多，如三仁汤、五苓散、藿朴夏苓汤等。

2. 假热为病

目前，临床上真寒假热的病例越来越多，阴盛格阳证也不少见。临证当仔细辨认，切勿犯虚虚实实、寒寒热热之戒。我曾治一位 68 岁女性冯某，其头皮发热 10 余年。患者 10 多年前开始出现头皮发热，多于劳累后发作或加重，在多家医院经多种检查，如头颅 CT、核磁共振等未明确诊断。10 余年来服用中药，有效但常反复。觉头皮发热渐有加重趋势，且近年来特别容易感冒。刻下：整个头皮发热，眼干涩，夜间口干，不喜饮，口苦，耳鸣，喜热食，胃脘发凉，痞满呃逆，畏寒怕冷，四肢发凉，腰酸困疼，双下肢无力，神疲乏力，便干，3 ~ 4 日一行。舌淡胖苔薄白，脉沉弦细。中医诊断：内伤发热。证候诊断：阴盛格阳，肝郁气逆证。予温阳散寒，引火归原法。方选柴胡桂枝干姜汤合旋覆代赭汤、四逆汤、附子理中汤。柴胡 15g，黄芩 10g，干姜 30g，桂枝 15g，花粉 12g，生牡蛎 30g（先煎），防风 10g，党参 12g，半夏 15g，代赭石 10g（先煎），旋覆花 10g（布包），炒白术 15g，甘草 10g，生姜 10g，大枣 10g，制附片 20g（先煎半小时），肉桂 3g，决明子 30g，淫羊藿 30g，补骨脂 30g，枸杞子 30g，菟丝子 30g。7 剂，水煎 400mL，日 1 剂，分早、晚服。

复诊：服上方后头皮已不发热，多年头皮发热终得治愈，亦无口苦、呃逆之症。上方去黄芩、旋覆花、代赭石，加制附片至 40g，再进 10 余剂，后以丸药巩固疗效。

此例患者 10 年前劳累则头皮发热，医家以头皮发热，见热治热，多以苦寒治之，终致中阳受损，久病及肾，而犯虚虚寒寒之戒，疾病非但未除，病重之势剧增，终致阴寒内盛，格阳于外，而见头皮发热加重。土壅则木郁，郁久生热，故见口苦口干、呃逆之症，故本病之治重在温中阳、补肾阳以散阴霾，阴霾散则火自然归原，头皮之热自然消除，故方中重用四逆汤、附子理中汤而获效。

3. 气滞为病

《伤寒论》第 337 条云："凡厥者，阴阳气不相顺接，便为厥。""厥"表现为手足逆冷，严重时，用手摸之有冰凉感。临床上多见于年轻女子，以手足逆冷就诊，多伴有平素心烦焦虑，察舌淡红苔薄白，诊脉以弦为主，或弦细，辨证为气厥。多因为肝气郁滞，气血不达四末，阴阳气不相顺接导致不能温养四肢而表现为手足逆冷。临床以仲景四逆散治疗。四逆散中柴胡能升发少阳之气，从阳引阴，调畅气机，转阳外出从而治厥。

4. 痰瘀互结证

《诸病源候论·痰饮病诸候》曰："痰饮，其病也……短气好眠。"好眠，即嗜睡，困顿，杂病常见。有的患者常以此就诊。此与张仲景《伤寒论·辨少阴病脉证并治》中"少阴之为病，脉微细，但欲寐也"的"但欲寐"是两回事。虽临床表现一样，张仲景所言"但欲寐"见于外感，脉应当浮，却见沉象，是阳虚卫外无力，外感治愈后不再有这样的表现。《诸病源候论》所言"好眠"与"但欲寐"临床表现接近，却常见于杂病，临床有反复发作的特点；脉常见滑、弦，亦可见到沉象。此属痰湿阻滞，清阳不振。治法当然不同，前者扶阳攘外，用麻黄附子细辛汤；后者化痰醒窍用温胆汤类。

朱曾柏教授在《中医痰病学》中指出："肢体某一局部发热，或发凉，或麻木不知痛痒……但检查均没有发现病变和阳性体征，脉象可见沉、迟、弦、滑……"此种情况与张仲景当归四逆汤寒凝经脉很相似。局部发凉，常见寒邪、瘀血，亦可见到痰证，皆因邪气阻滞局部，气血不能正常输布而致。我曾在临床见到痰瘀互结导致局部发凉的案例：花甲妇人，右下肢膝以下有一处发凉 5 年余，范围如小木瓜大小。5 年前无明显原因出现右下肢局部发凉，没在意，近两年自觉逐渐加重，多次多地检查均未见明显异常，服用多种中药效果不明显。近半年，即便在夏季尚需局部保暖，伴有疼痛。现就诊我处，患者体丰，年轻时嗜好肥甘美食，刻下：眠差头晕，口苦口干，纳差肢凉，畏寒肢痛，舌红苔腻，有多处瘀斑，脉见滑象。辨证为痰瘀交阻，气机不畅。予化痰行瘀，调畅气机。以柴苓汤合四物汤加减。用药：柴胡、黄芩、川芎、甘草、僵蚕各 10g，党参 15g，麦冬、猪苓、茯苓、炒白术各 15g，石斛、大枣各 20g，生姜、当归、生地黄、白芍各 30g，清半夏、生黄芪各 60g。7 剂，水煎服。

复诊：诸症均减，继前方出入，共服用 21 剂。多年顽疾得以祛除，患者大喜。后以丸药巩固疗效。

此类疾病外候颇像阳虚见证，若不细加分析，误以辛温治之，则疗效不佳。故而临证当重在辨证，"不可执方，亦不可以执药，贵在认证之有实据（《医法圆通》）"，证之所在，"病之当服，附子、大黄、砒霜皆是至宝；病之不当服，参、芪、鹿茸、枸杞都是砒霜（《医法圆通》）"。

三、细辨证，明法则，临证重在悟方药

岳美中曾将近现代中医师分为开方医师、用药医师、辨证医师、入细医师和最上等医师或圣手神医五个等次，并指出最上等医师的特点是：旁人治不了的病一到他手，往往能妙手回春；辨证分析，准确细微；论治方药，贴切对病。可惜这种医林妙手，于今所见甚少。

个人体会：一个医师要成为最上等的医师，须在辨证、治法、处方、用药四个环节上下工夫。若欲成为"苍生大医"即岳美中所说的最上等的医师或圣手神医，更是缺一不可。临床治病，若局限于所见所知则做不好医师，而应当深入观察，深入思考，认真总结，才能创新，收获实效。

（一）仔细辨证是基础

目前，中医临床存在的问题大致可分为五类：①缺乏辨证意识。虽开中药，却以西医思维为主。现在中医院的医生普遍存在这种现象。②有辨证意识，会讲辨证，但临证却不会辨证。各个年龄段都存在这种现象。③只会简单辨证，遇到病机复杂的患者就不会辨证了。④会辨证，但在方药上用力不足，尤其在用药上缺乏胆识与胆量。⑤会辨证，且在方药上下工夫，有体会，善于总结而自成体系，如张锡纯、傅青主、李可等辈。当下，此类医生少之又少。

中医讲的辨证论治，打个比方，就像《歌唱祖国》里的两句歌词"朋友来了有好酒，敌人来了有猎枪"。区分敌友就是辨证，用好酒还是用猎枪迎接就是论治。

一般情况下，朋友和敌人好区分，有这个意识也就能分辨出来，相当于岳美中老师讲的辨证医师。如果没有区分敌人与朋友的意识，只要来人都用酒，相当于岳美中老师讲的开方医师、用药医师。比如，见炎症就用银翘散清热解毒；见高血压，就用镇肝熄风汤，再加上现代研究有降压作用的药物，如夏枯草、牛膝等。临床还有的常见现象就是你在辨证用药该用附子时，有人就会提醒你这个患者血压高，附子会升高血压。对此常常让人哭笑不得。

无论是战争年代，还是和平年代都有善于伪装的假朋友和真敌人，若无人生经验，或一定的阅历，很难辨别。因为伪装，而让我们常常上当。作为中医师，必备的技能之一就是辨别真伪，识破伪装。如果没有一定的学识，缺乏临床经验，有些证候是很难辨别正确的。例如，中医学的真假寒热、至虚有盛候、大实有赢状，部分痰证、瘀血证等，非一般医生能辨别清楚的。

曾治一女性患者，20多岁。反复发作口周红肿疼痛，有脓结痂2年余。用过抗生素，开始有效，后来效果日渐下降。后又服用大量清热解毒药物，初试有效，然停药数日又开始发作，患者非常痛苦。经友人介绍就诊于我处。诊见患者口周红肿，伴有脓痂、疼痛，口不干不苦，恶凉食，畏寒，四肢发凉，大便溏泄，舌淡苔滑，脉弦细，尺弱。辨证属脾肾阳虚，阴寒内盛，寒盛格阳。用大剂四逆汤、附子理中汤加少量肉桂，未用一味清热药物，药后病愈，未再反复。此例患者口周红肿疼痛，大多医生辨为实热证，多用苦寒清热类药，治标有小效，症状可以缓解。然久则伤及脾胃阳气，甚则肾阳受损而见舌淡，畏寒肢冷。病在中、下焦，常脾肾阳虚，阳虚生阴寒，内寒盛则格阳于上，所见病证各有不同。如本例患者口周红肿疼痛，还有临床表现头皮发热的患者，亦有颜面发热的患者等，不一而足。此类证属真寒假热，如果用寒凉药治之则犯寒寒之戒。治之之法，用大剂辛温类药，以温阳散寒，稍加肉桂引火归原，不仅病愈，且不反复，是谓治病求本。此等病例，临床并不少见。

其他如痰证、瘀血，虚实征象似是而非，应认真辨证，才不致差之毫厘，谬以千里。

（二）治则治法当深究

关于中医的治则治法，总的原则是"治病必求于本（《素问·阴阳应象大论》)""病有标本……知标本者，万举万当，不知标本，是谓妄行（《素问·标本病传论》)"。《内经》还阐述了疾病与临床紧密相关的治疗原则：扶正祛邪、调理阴阳、三因制宜。后世医家又根据不同疾病制定了相应的治法，如治疗六经病的"汗、吐、下、和、温、清、补、消"法，治疗血证的"治气、治火、治血"，治疗外科疮疡的"消、托、补"法，"治上焦如羽非轻不举，治中焦如衡非平不安，治下焦如权非重不沉""在卫汗之可也，到气才可清气，入营犹可透热转气……入血就恐耗血动血，直须凉血散血"。这些观点都是中医学家很好的临床总结，是非常符合中医自身诊疗规律和临床实际的，从临床中而来，又能回到临床指导实际工作。

中医学发展至今，存在很多治法，是现代科学尚未能阐述清楚的，其中包含着哲学思想和军事学思想的渗透和引入。中医学言"用药如用兵"，这一点尤其难能可贵。"怪病治痰"、"见痰休治痰"、"见血休治血"、"有形之血不能速生，无形之气所当急固"等，更多体现的是治病求本和深入的辨证论治。

以新冠肺炎的救治为例。北京中医医院刘清泉院长说："中医药没有像西药那样应用具体药物治疗新冠病毒，但是我们中医药能够破坏新冠病毒的生存环境，生存环境破坏了自然病毒就会失去其活性，新冠肺炎就治好了。"怎么破坏新冠病毒的生存环境，就是靠辨证论治。运用中医药把新冠病毒赖以生存的湿毒环境破坏了，他自然就不生存了，有点"围魏救赵"的意思。再如郑钦安治疗知府夫人血崩，四肢冰凉，夏日拥貂毯仍觉得冷，断其为阳虚血不固摄，遂处附子四两，急煎频服，血止阳回。见血休治血，这是非常好的临床例证。

譬如冠心病，西医学认为是血管疾病，需要用活血化瘀法治疗。活血化瘀法中医能接受，西医也能接受，尤其是中西医结合专家颇为倡导。可是，张仲景用的是化痰理气法，用栝楼薤白半夏汤、栝楼薤白白酒汤、栝楼薤白桂枝汤，以化痰理气宽胸为法。事实上，临床应用栝楼薤白类方治疗冠心病效果非常好，如果合并血瘀证，则加活血化瘀方药。脑中风属脑血管疾病，大家常选补阳还五汤治疗，但有医家运用孙思邈的小续命汤治疗中风病效果更好，体现了"颠顶之上，唯风可到"、"治上焦如羽，非轻不举"。

临床治病，若局限于所见所知，并非好医生。应当深入观察，深入思考，认真总结，才能创新，收获实效。

（三）掌握病机活用方

详细辨证，深研法则，要取得很好疗效还需在选方用药上下工夫。我习惯于首选经方，次选时方，很少自己组方。除非是自己临床反复使用，疗效肯定的经验方。如治疗肾病蛋白尿的芪地固肾方（黄芪、生地黄或熟地黄、芡实、荆芥、白花蛇舌草、丹参）；治疗过敏性紫癜及紫癜性肾炎的抗敏除湿汤（过敏煎、三仁汤、四妙丸加紫草、仙鹤草）；治疗各种水肿的独芪汤（大剂量黄芪），或黄芪益母草汤（黄芪、益母草）；治疗泌尿系感染，尤其是反复发作的加味牛膝乳香汤（牛膝、乳香、杜仲、川续断、淫羊藿、补骨脂）；治疗肝硬化腹水的鳖蒜汤（鳖甲、大蒜）等。

经方与时方、单方与复方都是几千年来中医人智慧的结晶，我们的首要任务是继承，没有继承就难以创新，不知古方就创造不了新方。对于经方，我提倡研究并掌握方证对应，尤其是《伤寒论》中有症状描述的条文一定要熟记，并且要归类、对比、研究，重点在病机的掌握，因为如果不明确方证病机就不会用活经方，也不会拓展。在临床中，急性典型的单一病机的疾病往往较少，如单纯的桂枝汤证、麻黄汤证、旋覆代赭汤证等；更多的是慢性复杂性疾病，应遵照张仲景的合方思想，多方联合使用，如桂枝麻黄各半汤、桂枝二越婢一汤、柴胡桂枝汤等。在慢性复杂病机性疾病中常数方合用，形成大复方，如张仲景的薯蓣丸、大黄䗪虫丸、鳖甲煎丸等。后世在张仲景思想的指导下，也产生了治疗慢性大病的大复方制剂，如清瘟败毒饮、华佗再造丸等，在临床发挥了极大的作用。当然，要组好复方，需要先研究好单方的使用。复方常由经方和经方、经方和时方、时方和时方组成，如柴胡桂枝干姜汤合旋覆代赭汤治疗高血压，二仙汤合五苓散治疗妇女更年期综合征高血压、水肿，桃红四物汤合桂枝汤治疗各种皮肤病，三仁汤、过敏煎合四妙丸治疗过敏性紫癜、紫癜性肾炎，薯蓣丸合大黄附子细辛汤治疗慢性肾功能衰竭等。

（四）体会药性疗效彰

医生只知医理还不够，懂药性才能成为高明的医生，就像我们打仗，只懂得排兵布阵，不了解自己的军队、自己的兵有什么特点、能干什么、不能干什么，就不会打胜仗一样。所以，古人有"用药如用兵"之说。有些药性，比如药物剂量、毒性、宜忌、配伍等需要我们细心体会。细辛真不能不过钱吗？"十八反""十九畏"的药真不能用吗？有质疑、有实践、有研究，才能放开手脚，提高疗效，解决临床疑难问题。

1. 关于药物剂量

李可抢救心衰用附子，起初附子用量为30g，无效。后因患者心急，自行数剂合煎，附子多达上百克，次日患者竟起死回生，医患均感兴奋。李可获得了难得的运用大剂量附子的经验。

"细辛不过钱"，很多不学中医的人都知道，药房工作人员更是谨慎，6g以上医生就得签字，否则患者拿不到药。河北唐山刘沛然老中医也是在患者多剂误煎的情况下，发现大剂量不仅不伤人，而且能祛沉疴痼疾，特地著《细辛与临床》一书，不仅对"细辛不过钱"之说进行考证，也对误说、误传的原因及临床使用原则和要点进行阐述。书中所附医案皆为超量使用救治急难痼疾的经验，用量常逾百克。

四川中医刘梓衡运用大剂量牛膝、乳香治疗血尿、阴囊水肿疗效显著。

如此情况不胜枚举，此皆属药物剂量的体会。故对于方药的体会，解放我们的思想很重要，有了思想才能有相应的行动。

2. 关于药物宜忌

药物宜忌是相对的，各个医家体会不一样。正常情况下，我们根据药物的功能、主治来选择用药，但临床上也有药物禁忌之说。比如，地黄滋阴但助湿，阴虚泄泻应为禁忌，因为"无湿不成泻"。但有的医家临床经验比较丰富，如张景岳曰："阴虚而水邪泛滥者，舍熟地何以自制？"泄泻到底能否用地黄？余曾治潘某，男性，60 余岁。既往有糖尿病 10 余年，慢性胰腺炎 5 年余。2 个月前怀疑胰腺癌，行胰腺切除术。此次以血糖高来就诊。观其舌红无苔，脉细。典型阴虚，处以六味地黄汤，生地黄量达 30g。一周复诊，血糖有所下降，舌苔有复，生地黄加至 60g。三诊，患者喜出望外，自带锦旗一面来谢。细说才知，不仅血糖降低，而且胰腺切除术后的长期腹泻基本治愈。原来患者术后泄泻一天达近 20 次，因此常不敢出门。且喜食辣椒，所便皆为红色，对此甚感痛苦但又难以启齿，不曾想被 10 余剂中药治愈，欣喜异常。患者倘若将腹泻早告于我，生地黄是否会用？药物宜忌值得我们深思、研究。

3. 关于药物毒性

中药的毒性也是相对的，前已述及附子、细辛等药。临床上普遍存在一个误区，就是解毒后的中药仍以有毒的概念去对待，导致有些临床医生仍然不敢大胆使用，严重影响临床疗效。

4. 关于药物配伍

药物配伍中相须、相使应用大家容易掌握，但相畏、相反的药物配伍使用大多医生遵守古人说法不敢使用，其实这类药物临床配伍使用的机会还是很多的，而且确实能够解决临床问题。如人参伍五灵脂，治疗气虚血瘀的胃病、心病；丁香伍郁金治疗脘腹胀满；赤石脂伍肉桂治疗脾肾虚致泄泻；海藻伍甘草、半夏伍附子治疗恶性肿瘤等。

四、学伤寒，治杂病，京师名医领进堂

1985年我就读于北京中医药大学，非常有幸在大学时期能够侍诊抄方于刘渡舟、祝谌予教授。刘渡舟教授教我学伤寒，在北京协和医院中医科实习时跟着祝教授学杂病，亲耳聆听大师言传，亲身感受大家风范，其开阔的临证思路、炉火纯青的经方运用、治疗杂病的显著疗效给我留下了深刻的印象，也坚定了我学习中医的信念。

个人体会：开始学习中医，能有名师指引启迪，对形成中医思维及步入工作岗位沉潜中医，钻研业务，提高临床水平影响深远。

（一）刘教授教我学伤寒

刘渡舟教授为我国著名的中医学家、北京中医药大学已故终身教授、首批博士生导师，在《伤寒论》的研究中独树一帜，为国内伤寒学者所敬仰。刘教授不仅理论造诣深厚，而且临床功底扎实，常以经方起沉疴，除痼疾；潜心研究《伤寒论》数十年，撷古采今，旁涉诸家，结合自己的心得体会著有《伤寒论通俗讲话》《伤寒论十四讲》《伤寒论诠解》《伤寒契要》《新编伤寒论类方》等书；同时，他还任主编，组织编写了自研究《伤寒论》以来的第一部专业工具书——《伤寒论辞典》。

1. "一背二究"学伤寒

在刘教授身边抄方，闲暇之际刘教授也给我们讲学习《伤

寒论》的一些事情。有一次，我们向刘教授讨教，《伤寒论》博大精深，文字古奥，言简意赅，作为学生应该怎样学习《伤寒论》？或者说学习《伤寒论》需要注意什么问题？刘教授答："学习《伤寒论》，'一背二究'很重要。""一背"，即背诵。结合我自身的体会，背诵《伤寒论》是十分重要的。每一条原文按顺序背熟了，记下来，慢慢体会，这是硬功夫，也是最管用的方法。如果说学《伤寒论》有捷径的话，背《伤寒论》就是捷径。在读大学时我也听到了刘教授接待日本学者的一段故事，据说，当时在讨论《伤寒论》时，刘教授以 70 余岁的高龄大段背诵《伤寒论》条文，让日本学者大为震惊而被传为佳话。

学习《伤寒论》，背熟是第一步。将来临床运用多了，研究多了，就要做好"二究"。第一究，是要好好研究条文之间的关系。研究《伤寒论》398 条条文排列的意义，这也是很多人没有注意到的。要在每一条文内容中看出作者的布局和写作目的，悟到条文以外的东西，要与作者的思想共鸣，才能体验出书中的精神实质。第二究，是要好好研究六经病提纲证。刘教授十分重视六经病提纲证的作用。刘教授初学《伤寒论》时，《伤寒来苏集》是他常看的书。刘教授认为，六经是由脏腑经络所组成的六个系统，即把人体分为六大系统，诊治疾病，纲举目张，以经方为统，调治百病，建立新的临证思路。后来也有医家持相同观点，如陕西肾病名家杜雨茂教授创"六经治肾病"学说，他的弟子福建学者张喜奎教授在《肾脏病六经辨治》专著中进行了深入讨论。我后来临证多了，常常以六经思想辨治内科疑难杂病，屡获奇效而深感刘教授中医思想的精妙。

2. 圆机活法贵变通

临证之际，常遇到病情阐述不清的患者，导致辨证模棱两可，刘渡舟教授对此有很好的办法。在跟刘教授抄方学习时，刘教授曾经用葛根汤和桂枝加葛根汤交替服用治愈了此类情况的一位头痛患者，没想到这一有效的方法多年以后我在临床还真用上了。2002年夏，天气炎热，一中年妇女头带围巾，身穿夹衣来到诊室。当时我觉得妇人的穿衣很奇怪，询问得知，患者十年前不慎感冒，因农活重而且急，未及时诊治。此后，不论春、夏、秋、冬都非常怕风怕冷，颈项僵硬，甚则痛及颠顶，虽夏日炎炎，亦须重衣相裹，更不敢吹电扇、用空调了。患者四处就医，曾诊为颈椎病，但百治无效，十分痛苦，遂来救治。观其形体，略显肥胖，闻其声音，声洪如钟，饮食、二便、睡眠正常。舌淡苔薄白，脉无虚象。有一分恶寒便有一分表证。患者恶风寒，虽历十年之久，脉证无虚象。考虑病仍在表，属寒邪客于太阳经脉，经气不利之候。问之有无汗出，患者感觉汗出不甚明显，有时有汗，有时无汗。考虑再三，予以解表祛风、舒筋通脉，按刘渡舟教授之法，用桂枝加葛根汤（葛根15g，桂枝、白芍、生姜各12g，甘草6g，大枣5枚）和葛根汤（葛根15g，麻黄12g，桂枝、白芍、生姜各12g，炙甘草6g，大枣10枚）。两方各三剂，交替服用。药尽后复诊，病如失。桂枝加葛根汤和葛根汤皆为仲景《伤寒论》中论述的太阳病兼经腧不利之证，区别在于表虚与表实，而表虚与表实则以有汗与无汗为辨证要点。但此时患者有汗无汗说不清楚，有时好像有汗，有时好像无汗，医生不好辨证。按照刘渡舟教授处理此类情况的方法，运用两方交替服用，获得良效。

柴胡桂枝干姜汤是张仲景的名方，但临床有很多医生没有掌握其使用要点。在跟刘教授学习时，有一次刘教授给一个患者用了此方，效果很好，刘教授心情也非常好，闲暇之际给我们讲了一下此方的使用要点。那个时候，我第一次听说"胆热脾寒"。刘教授指出，这个处方抓住胆热脾寒，临床可治多种病种。胆热，表现为口苦、咽干、目眩；脾寒，表现为便溏、恶凉食、腹胀腹痛。是患者发汗又经泻下，表邪不解传至少阳，少阳郁热，而又因泻下导致脾阳受伤的一类病证。第一次使用柴胡桂枝干姜汤是在大学五年级暑假期间。家中长兄同事之母，年60余岁，患胃脘痛一年，在多家医院如三原县医院、西安交通大学第一附属医院、空军军医大学西京医院等处就诊，诊断为慢性浅表性胃炎，服用多种胃药（具体不详）效不佳。得知我假期从京城回来，邀余诊治。患者诉胃脘痛，每遇天凉或食生冷则反复或加重，伴口苦口干、纳差、恶凉食、喜热饮，二便正常，形体略显消瘦。平素心情抑郁，多有思虑。舌淡，苔薄白，脉弦。既往无特殊病史。患者口苦、口干、脉弦，此为胆热；胃脘凉痛、喜热恶凉，是为脾寒。遂予柴胡桂枝干姜汤。当时没有记住仲景原方药物剂量，故均用10g。因药物简单，剂量又轻，患者看了看方子，不好意思地对我说："过去医生认为我病深，需用重药，所以方子都很大，药量很重，都没有治好，你这个方子行吗？"我当时便说："您先服吧，如没效果我再调整。"一周后，其子来报："君药如神！第一剂药后家母胃痛缓解！"此后其胃病未再犯过。后以上方加健脾养血之品，配以丸药，以巩固疗效。近20年来，我均以此为柴胡桂枝干姜汤辨证要点，辨治多种疾病，常获佳效。

3.师古不泥创新方

刘教授深耕临床医学数十年，勤究博采，经验丰富。在此基础上，刘教授常告诫我们，学习《伤寒论》，不是停留在文字上，要学习其思想。按照张仲景诊治疾病的思想结合当今的疾病现实，找出治疗疾病的新办法，这才是我们学习的最终目的。

我们有很多疾病古书中是没有记载的，如肝炎、蛋白尿等，古书没记载，中医不能说不能治。正如他所讲的，他以《伤寒论》经方为基础创制了很多经验方。侍诊期间，我所熟知的是他创制的治疗肝病的柴胡剂和治疗心病的苓桂剂。

柴胡剂，是刘教授创制的治疗肝病的方剂，其中的柴胡解毒汤用于治疗急性肝炎或慢性肝炎活动期。处方：柴胡10g，黄芩10g，茵陈蒿12g，土茯苓12g，凤尾草12g，草河车6g。临床表现为谷丙转氨酶显著升高，证见口苦，心烦胁痛，厌油食少，身倦乏力，小便短赤，大便不爽，苔白腻，脉弦者。还有柴胡鳖甲汤等，详见刘教授所著《肝病证治概要》。

苓桂剂，是《伤寒论》中以茯苓、桂枝为主药的方剂，是仲景专为水气证而设。其方剂有苓桂术甘汤、苓桂姜甘汤、五苓散、苓桂杏甘汤、苓桂味甘汤、苓桂枣甘汤，总以水气上犯、小便不利为主症，病位在胃、脐下、少腹，或作眩晕，或作奔豚，或作吐，或作咳喘，或作癫痫等。刘教授根据水气病居而不定，随处可达的特点，创制新方有：①苓桂茜红汤，即苓桂术甘汤去白术、甘草，加红花、茜草而成。用于水气上冲，兼有气血瘀阻而见心前区疼痛、手指发麻的冠心病患者。②苓桂龙牡汤，即苓桂术甘汤去白术，加龙骨、牡蛎。用于治疗水气上冲，兼见心中惊悸、睡卧不安、头晕耳鸣、夜不成寐等。③苓桂芥甘汤，即苓桂术甘汤去白术，加白芥子而成。用于治疗水气上冲，又有肝气作嗳、头晕目涨，以夜晚为甚，脉沉弦，苔水滑者。④苓桂杏薏汤，即苓桂术甘汤去白术、甘草，加杏仁、薏苡仁而成。用于治疗水邪上逆，兼夹湿浊，多见咳嗽痰多、头重如裹、胸满胸闷、小便不利、身酸纳差等。

（二）跟随祝教授学杂病

祝谌予教授有着良好的中医传承背景，他学习中医师从于北京四大名医之一施今墨先生，后又接受了先进的现代医学教育。1939年留学日本金泽医科大学医学部，系统学习西医四年。他在学术上提倡中西医结合，中西医汇通，强调辨证论治，注重医疗实践。行医六十年，擅长内科、妇科疾病和疑难病症的中医治疗，医术精湛，处方用药紧密结合现代医学研究，且多有创新。这在当时的中医界、中西医结合界都是难能可贵的，既走在前列，又有深度的思考与融合，使中医药的临床疗效得到了显著提高。他医德高尚，深受患者欢迎和赞扬。1975年担任北京协和医院中医科主任，主要从事临床医疗和科研工作，尤其侧重于中医药治疗糖尿病和妇科病的研究。我在北京中医药大学读本科时，《施今墨药对临床经验集》让我初知祝谌予教授，后来了解到祝谌予教授精通中西医，是中西医结合大师，备受同道敬仰。毕业临近，非常有幸被分到北京协和医院中医科实习。祝谌予教授每周二、周四出门诊，我随祝谌予教授抄方学习半年，深深体会祝教授看杂病、慢性病的经验，受益匪浅，对我日后中医学术的成长影响很大。

1. 师承施师用药对

初读《施今墨药对临床经验集》是大学三年级时在学校图书馆。1991 年 5 月，即大学毕业前购得此书，此后可谓手不释卷。最早的药对专著是北齐徐之才在前人《雷公药对》一书基础上，增修撰成《药对》一书，但因年代久远，今已亡佚。此后，历时 1000 多年未再有人总结。《施今墨药对临床经验集》填补了自南北朝迄今以来药物配伍专著的空白，其药对构成有如下特点：①有前贤所创的小方，以两三味成方治病者。如治疗过敏性疾病的药对蝉衣、薄荷，出自《景岳全书》的"二味消风散"；治疗阴虚咳嗽、肺热咳嗽的药对知母、川贝母，出自《和剂局方》的"二母散"。②有来源于药味较多，但起主要作用的主药。如麻黄、石膏为伍，出自张仲景的越婢汤；乳香、没药为伍，治疗各种疼痛，出自《证治准绳》的乳香止痛散和张锡纯的活络效灵丹。③有施老独创的。如黄芪与附子为伍，治疗阳虚自汗，或休克；马勃与青黛为伍，治疗咽喉肿痛。这些多系临床经验所得，甚为珍贵。诊余之际，祝谌予教授常给我们讲，施今墨先生处方时，常双双并书，寓意两药之配伍应用。其中有起到协同作用者，有互消其副作用专取其所长者，有相互作用产生特殊效果者。祝谌予教授继承了施今墨的对药经验，广泛运用于临床各科，而且疗效肯定，颇受临床医生欢迎。但祝谌予教授还告诫我们，用药如用兵，不知医理，则难辨证；辨证不明，则无从立法；处方切忌堆砌药味，杂乱无章。临证常需注意！

2. 中西医结合治杂症

祝谌予教授行医 60 余年，擅长诊治多种疑难杂症，因受过良好的中西医医学教育，提倡中西医结合，在具体用药上以辨证为前提，经常参考现代药理研究成果组成方剂，一病一主方，善于抓主证，临床疗效十分显著。

（1）过敏煎治疗各种过敏性疾病

过敏煎由防风、银柴胡、乌梅、五味子、甘草各 10g 组成。方中防风、银柴胡、乌梅、五味子四药组合，有收有散，有补有泻，有升有降，阴阳并调。甘草调和诸药，相互为伍。无论临床，还是动物实验，本方均显示了很好的抗过敏作用。

（2）降糖方治疗糖尿病（2 型）

自 20 世纪 70 年代开始，祝谌予教授就根据中医学理论结合施今墨先生之经验，悉心研究运用中药治疗糖尿病，并有所发展和创新。

祝谌予教授强调，有些患者，比如早期 2 型糖尿病患者已确诊为糖尿病，却无三消表现，所以临床诊疗时，既要明确中医辨证，又要明确西医的辨病，这十分重要。他主张，既要掌握患者的中医四诊资料，又要参考西医定性和定量的检查结果，综合分析，中西医结合治疗。他认为，糖尿病的基本病机是气阴两伤、脾肾亏虚、络脉瘀阻，治疗应以益气养阴、培补脾肾、活血化瘀为大法，并创制降糖药对方（生黄芪 30g，大生地 30g，苍术 15g，玄参 30g，丹参 30g，葛根 15g）。本方由三组药对组成：生黄芪益气健脾、补中升阳，大生地滋阴凉血、补肾固精，生黄芪配大生地，可防止饮食精微漏泄，可使尿糖转阴；苍术配玄参可降血糖，为施今墨先生之经验。施今墨云："用苍术治糖尿病是取其'敛脾精，止漏浊'的作用，苍术虽燥，但伍元参之润，可展其长而制其短。"其实，我觉得苍术配玄参更符合糖尿病之湿热病机。2003 年我根据多年临床经验，提出糖尿病的湿热病机，曾写文章《论湿热在 2 型糖尿病发病中的作用》，文中我提出，糖尿病患者多肥胖，胖人多痰湿；饮食多厚味，尤其改革开放后大家的饮食有质的变化；大多饮酒；生活方式趋于少动。这些都构成了糖尿病的湿热病机。治疗上用苍术燥湿，玄参清热，符合糖尿病的湿热病机。临床应用此法，对降低血糖、尿糖确有实效。葛根配丹参活血化瘀、祛瘀生新，可降低血糖，是祝谌予教授基于糖尿病瘀血病机的用药配伍经验。祝谌予教授最先提出采用活血化瘀法治疗糖尿病，开创了治疗糖尿病的新途径。三组对药相伍，益气养阴治其本，活血化瘀治其标，相辅相成，标本兼顾，且经药理研究六药均有降低血糖之功效。

（3）当归六黄治"甲亢"

"甲亢"即甲状腺功能亢进症。是由于甲状腺合成释放过多的甲状腺激素，造成机体代谢亢进和交感神经兴奋，引起心悸、出汗、进食和便次增多、体重减少的疾病。实际上，甲亢患者处于高代谢的消耗状态，其中医病机符合《内经》所谓"壮火食气"。因"壮火食气"而伤及气阴，所以甲亢初中期以虚实兼证为主，实在心肝火旺，虚在气阴，进而伤及肝肾。当归六黄汤出自《兰室秘藏》，主要用于治疗阴虚火旺之盗汗。方中黄芪益气固表，既能补卫表之阳，又能摄外泄之液；黄连入心清火；当归养血荣心；生地黄、熟地黄滋肝肾之阴；黄芩、黄柏泻火而坚阴，阴坚而汗不外泄，故治盗汗效佳。当归六黄汤的方药组成和功能主治十分符合甲亢的病理机制，将当归六黄汤加味用于甲亢的治疗，在缓解患者临床症状上非常有效。祝谌予教授曰："此方为我在临床治疗甲亢之首选方剂，口干、自汗、肌肉痉挛时加生牡蛎、木瓜、五味子，手颤甚用白头翁，甲状腺肿大加橘核、荔枝核、夏枯草。"

祝谌予教授治疗杂病经验丰富，对诸多内科疾病亦有丰富的经验。祝教授治学态度严谨，实事求是，敢于创新。比如，在妇科疾病的治疗中用艾附四物汤加味治疗痛经，用五子衍宗丸加味治疗闭经或不孕症，用芩连四物汤加味治疗更年期综合征。本着"急则治其标，缓则治其本"的原则，用补中升清、固冲摄血法以止血，血止后再用滋养肝肾法以培其本。若检查有子宫肌瘤者，则用软坚消结法治疗。以上这些都是祝谌予教授多年临床体会出的经验效方，颇有祝氏特色。

五、研肾病，重脾胃，沉潜中医做临床

我于1991年大学毕业后分配至陕西中医药大学附属医院，从事医疗、教学、科研工作30余年。该校杜雨茂教授治肾病，沈舒文教授治疗脾胃病，无论是理论研究，还是临床疗效在全国

都享有盛誉。我非常有幸，拜师于两位陕西名医门下，受其亲传，跟师杜教授治肾病，脾病多宗沈教授。沉潜中医做临床，悉心研究，多有心得。

个人体会：在中医临床工作中，有名师指点提携，对牢固中医思维，体味中医精髓，沉潜中医做临床，大有裨益。

（一）跟师杜教授治肾病

杜雨茂教授出身中医世家，自幼聪颖好学，博闻强记，秉承庭训，尽得家传。1959年陕西中医学院成立之初即担任教师，后曾任学院教务处处长、主持工作的副校长。他医德高尚，学验俱丰，擅长内科杂病，尤其是肾病、肝胆病及疑难病的中医药治疗与研究。晚年所著的《奇难病临证指南》《杜雨茂肾病临床经验与实验研究》颇具影响。我从事中医临床之后，有幸接受先生指点教诲。2005年我担任陕西中医药大学附属医院肾病科主任后与先生来往更多，经常请先生来医院查房、讲课，指导我们科室的肾病诊治。后承继先生的学术思想，并举办多次先生学术思想传承班。国家中医药管理局、陕西省中医药管理局为杜雨茂教授建立了名中医工作室，我任工作室负责人，为弘扬杜教授学术思想做了一些工作。

1. 倡六经法治肾病

杜雨茂教授是著名的伤寒学家，在《伤寒论》的研究中尊古鉴今，勤于思考，创见颇多。他在长期的临床实践中总结出多种肾脏疾病，尤其是因外感和感染而引发者，其发病和演变与六经辨证联系较为密切。其早期皆与感受外邪有关，并常因外感诱发或使病情加重。其病变亦遵循由表入里，由轻到重，由经入腑，由三阳到三阴的六经传变规律。杜教授认为，多种肾脏疾病在其发生、发展过程中，其证候不越六经范围，其辨治可依六经之法。基于此提出"肾脏常见疾病治从六经入手"的观点，首创肾脏病六经辨证立法用药体系，临床效果满意，为肾脏疾病的治疗提供了新的思路。2016 年 12 月在江苏省中医院孙伟教授举办的"中医肾病名家流派学术经验传承学习班"上多位专家介绍了 40 多位我国中医肾病名家的学术经验。很荣幸，我以"杜雨茂教授运用六经辨证辨治肾脏病的经验述要"为题进行了经验汇报。

2. 肾病阴虚用生地

杜雨茂教授特别强调"肾阴虚"在肾病中的作用。他认为，"唯有肾阴不足与诸多肾脏病最关紧要"。其形成的原因，杜雨茂教授认为有 5 个方面：①原病为阴虚偏重，治疗时用温热药太过，导致阴液更为损伤。②因患水肿而久用渗利药太过，致使阴液流失。③肾病患者应用肾上腺皮质激素、免疫抑制剂、细胞毒类药物过久或过量，也易耗伤阴精。④部分肾脏病患者水湿蕴郁日久，易于化热伤阴。⑤感受温热之邪罹病，或素体阴亏火旺，发病后邪从火化，火热易于耗阴伤津。在用药上，习用生地黄。现在中医界谈到中药治肾病，往往有"谈地生变"之感。认为肾病多湿，生地黄滋腻碍湿，易使病情加重，大多不用生地黄，更不敢大剂量使用。其实不然，多种肾脏疾病在发展过程中，常常阴虚与水湿并存。中医学中早就有育阴利水的治法，以张仲景《伤寒论》的猪苓汤、宋代钱乙《小儿药证直诀》中的六味地黄丸为代表。本法本方至今仍为中医治疗部分肾脏内科疾病常用的有效良方。杜雨茂教授晚年所著《杜雨茂肾脏病临床经验集粹》中，很多难治性肾病的医案中都能见到生地黄的应用。本人在杜雨茂教授的指导下，结合临床体会到生地黄在肾病中的作用极为广泛，而且用量宜大。我生地黄的常用量在30g，对肾病蛋白尿的治疗有很好的疗效。

杜雨茂教授业医、教学、科研数十载，凭借深厚扎实的理论素养、用方多效的方药实践、公溥为怀的济世仁心成为一代名医大家。跟师杜教授十余载，如登大雅之堂，亲身见证了大医家传，深感杜教授博学广思的学术见地，对我辈后学有着深刻的启迪和价值引领。

（二）脾病多宗沈教授

沈舒文教授，陕西中医药大学附属医院主任医师、硕士生导师，上海中医药大学博士生导师，陕西省名中医，全国老中医药专家学术经验继承工作指导老师，全国优秀中医临床人才研修项目指导老师，香港注册中医师，国家脾胃病重点学科带头人。在近40年的中医医疗实践中，学验俱丰。临床以治疑难病见长，尤其对消化系统难治性疾病、内科疑难疾病的临床疗效及学术成就在全国影响很大，堪称一代三秦名医。

非常有幸，我于2012年拜师沈舒文教授门下，成为第五批全国名老中医沈舒文教授学术思想继承人。跟师学习数载，沈教授丰富的脾胃病治疗经验，让我敬仰。

1. 慢病虚实关联证，胃癌前病毒瘀虚

在长期的临床实践中，沈舒文教授观察到，多种慢性疾病往往有长期病史；在疾病进展过程中，脏腑正气亏损与组织器官功能变化导致内邪滋生，常表现出正虚与邪实交错的状态。正邪盛衰的演化因实而致虚，因虚而致实，虚与实变化于正邪的相互消长中，虚证与实证之间极少有截然界限。沈舒文教授创新性地提出，慢性病主要的证候结构特征为"虚实关联证"。这一学说让他在关于胃癌前病变（PLGC）的研究中取得了重大成果。

胃癌是我国最常见的恶性肿瘤之一。PLGC 为病理学概念，指较易转化为癌组织的胃部病理学变化，包括慢性萎缩性胃炎和伴有异型增生及肠上皮化生的慢性浅表性胃炎。本病既有脾胃亏虚、气阴两虚的一面，其虚往往是因毒、瘀、郁、痰积存体内，日久损伤正气所致；又有气滞、湿阻、血瘀、毒壅等邪实的存在，但诸邪之中毒与瘀最为关键。毒乃是滋存于胃的幽门螺杆菌（Hp）。故治疗本病，不论病程中正邪如何变化，应始终抓住毒、瘀、虚进行治疗。在治疗上应扶正与祛邪并用，扶正兼治毒、瘀，祛邪更围绕虚，予以解毒化瘀、益气养阴。根据这一思路，研制了以解毒化瘀、益气养阴为治疗原则的胃癌前病变经验方（半枝莲、朱砂七、枸橘、太子参等）。现代药理研究表明，此方有调节免疫作用，可增强体内巨噬细胞的活性，预防胃癌发生。该方不仅能明显改善 PLGC 患者的临床症状，还可以在很大程度上逆转胃黏膜异型增生和肠上皮化生，而且具有疗效显著、毒副作用小的特点，使不少患者带病长期生存。这一研究成果后来获得陕西省科学技术进步二等奖。

受沈教授虚实关联证学术思想的影响，我提出了慢性疾病的一个共同病机观点：虚实相因病机与虚实演变规律。所谓虚实相因，就是指在慢性疾病的发展过程中的虚证和实证相互作用，形成一个复杂的因果循环，使得疾病缠绵难愈。慢性疾病患者由于正气损伤，机体功能降低，导致水液、气血代谢失调，进而引起水湿停滞和血脉瘀阻，形成水湿、浊、痰、瘀、毒等实邪。这些实邪反过来进一步损害正气，造成恶性循环，使得病情逐渐加重。这种虚实相因病机具有以下特点：①同时存在，相互影响，很难分开。这种虚实相因病机贯穿于慢性疾病的每一个阶段，越到晚期越明显，至晚期往往大虚大实同时存在。②存在特殊的中间毒邪，如慢性肾功能衰竭的血毒、尿毒，肿瘤患者的癥瘕积块等。毒邪的存在是维系虚实病机的中间环节。这种毒邪既是正虚导致的结果，又是邪实形成的原因，是慢性疾病病情逐渐加重的主要因素。正因为这种毒素的存在，才导致慢性疾病虚实相因，缠绵不愈。西医学发明的肾脏替代疗法，通过腹透、血透将这些毒素排出体外后，病情就会得到很大的缓解，也说明了这个问题。以此病机观点我提出了"整体微调，虚实同治，注重排毒"的治疗大法，并将张仲景薯蓣丸用于慢性肾功能衰竭的治疗，取得了很好的临床疗效。

2. 相反病机多慢病，纵擒摄宣出奇招

在多种慢性疾病的发展过程中，可存在两种相反的病机态势。如结肠炎、肠易激综合征，患者既有脾虚湿濡导致的大便稀，又有腑气滞壅引起的大便滞；肾病综合征患者既有精微下漏的尿蛋白，又有水湿潴留的水肿。面对这种脏腑功能相反的病机

态势，沈舒文教授主张用纵擒摄宣法调治。所谓纵擒摄宣法就是调节脏腑功能的太过与不及，气运不及，纵泄而宣，使其张之；气运太过，固擒而摄，使其固之，从而使脏腑机能相反的病机态势归于平复。例如，在治疗结肠炎时，应同时考虑涩肠止泻和通导腑气，以达到涩而不滞、通而不泻的效果。

对于肾病综合征，我提出了"培、补、固、宣、清、通"三补三泻治法，通过固摄精微减少尿蛋白漏泄，并清利水湿血瘀去除实邪。以此创制芪地固肾方治疗肾病综合征蛋白尿，取得了十分满意的效果。

3. 化裁经方与时方，脾胃用药重疗效

沈舒文教授不仅在理论上提倡中医的原本思维，而且有所创新；在临床实践中也总结、积累了很多用药经验。以脾胃病为例说明。

（1）左金丸配刺猬皮制胃酸

泛酸是胃病最常见的临床症状之一，沈舒文教授常用左金丸配刺猬皮，以清肝胃郁热，抑制胃酸。刺猬皮能化瘀止痛、收涩制酸，对消化性溃疡、慢性胃炎泛酸甚者有良好作用。

（2）半夏、黄连配枳实消痞满

痞满常见于慢性萎缩性胃炎。沈舒文教授常以半夏、黄连与枳实为伍，治疗慢性萎缩性胃炎寒热互结、脾胃气滞之胃脘痞满。

（3）游仙散配徐长卿治胃痛

沈舒文教授认为，胃痛久延不愈是因瘀阻胃络。古方游仙散由草果、延胡索、五灵脂、没药等组成，具有行气化瘀止痛的作用。在此方基础上配徐长卿，为治疗胃痛的配伍组药，对治疗消

化性溃疡、慢性胃炎等胃痛明显者，尤其上述胃病因饮食不慎，或感寒受凉而诱发痉挛性疼痛，可收桴鼓之效。

（4）小陷胸汤配苏梗治食管炎

反流性食管炎常见临床表现为胸骨后不适、胃脘痞满、反流、口苦，沈舒文教授认为，是痰热互结，胃气逆阻所致，主张用张仲景小陷胸汤（半夏、黄连、瓜蒌）配苏梗，以开痰结、降胃气。若伴有胸骨后灼热感，口干不欲饮，为胃阴不足，此时可配合自拟滋胃汤（太子参、麦冬、石斛）以润胃降逆。若有反酸症状，可用刺猬皮制酸和胃。

（5）良附丸配炙黄芪饴糖治胃寒

良附丸出自《良方集腋》，由高良姜、香附组成，具温中散寒、行气止痛的作用，用于治疗寒凝气滞之脘腹冷痛。炙黄芪、饴糖是黄芪建中汤的主要成分，有甘温补中、缓急止痛的功效。沈舒文教授将其用于治疗脾胃虚寒、寒凝气滞之胃脘冷痛、泛吐清水、舌淡苔白滑、脉沉迟，取得了显著的疗效。

（6）枳实芍药散配三棱莪术治腹痛

腹痛多见于消化道功能紊乱、肠梗阻、肠易激综合征、结肠炎等疾病。沈舒文教授常用大剂量枳实芍药散合三棱、莪术来治疗气血凝滞引起的腹部疼痛、胀痛、窜痛，临床效果显著。若有寒凝气滞，加入乌药、小茴香；若痛伴有热感，加川楝子、连翘；结肠炎伴有黏液时，可配黄连、炮姜、槟榔。

我在此基础上，常通过调理脾胃治疗肾病，或肾病患者兼有脾胃疾病及相关症状时，运用沈教授之方法往往药到病除，临床疗效突出，提高了患者就诊的满意度。

第二部分
肾病探究

一、尿路感染

（一）研究心得：虚实论治尿感病，补肾通淋是大法

尿路感染（UTI），简称尿感，是由病原体侵犯尿路黏膜或组织引起的尿路炎症，是临床常见病和多发病。多种病原体均可引起尿路感染，以细菌感染最为常见，其中又以革兰阴性杆菌中的大肠埃希杆菌最为常见。临床上根据感染发生的部位分为上尿路感染（如肾盂肾炎）和下尿路感染（如膀胱炎）；根据尿路功能上或解剖上有无异常，又分为单纯性尿路感染和复杂性尿路感染。尿路感染可发生在从婴儿到老年的各个年龄段，但好发于女性，尤以育龄期和老年女性多见。临床表现为尿频、尿急，排尿

涩痛或不适，腰部酸痛及疲乏无力等症。西医治疗该病以使用抗生素为主，尽管新的抗生素不断问世，但尿路感染的发病率、复发率、再感率无明显下降，同时因病原菌种类和耐药菌株的不断增多，使治疗更为棘手。尿路感染可引发严重并发症如败血症、感染性休克，少数反复发作或迁延不愈会引起肾功能衰竭。

1. 淋证的病因病机

尿路感染，相当于中医学之"淋证""腰痛""尿血"等范畴。淋证之名始见于《内经》。劳淋出自汉·华佗的《中藏经》。《中藏经·论诸淋及小便不利》曰："劳淋者，小便淋沥不绝，如水之滴漏而不断绝也。"劳淋多指西医学所讲的反复发作的尿路感染。

对于淋证，古人多是从"热""湿热"立论，实证居多。隋代巢元方在《诸病源候论》中云："诸淋者，由肾虚膀胱热故也。"始言淋证有虚证。

现代医家受到古代医家对淋证病因病机认识的影响，对淋证的治疗大多以清热利湿通淋为主。

2. 淋证宜分期辨虚实论治

笔者结合自己多年的临床经验，对淋证的论治有一些新的体会和认识。淋证的病位主要在肾与膀胱，并与肝、胆、脾有关。多种因素可导致淋证的发生，如外感湿热、情志郁怒、饮食不节、年老久病、禀赋不足等。对淋证的诊治，要重视湿热，但不局限于湿热，同时要结合患者的体质和特殊的生理状态，在"整体观念，辨证论治"的理论指导下，分虚实、分阶段论治，方能有的放矢，进而收到显效。

（1）淋证论治首分虚实

淋证是以小便频急、淋沥不尽、尿道涩痛、小腹拘急、痛引腰腹为主要临床表现的一类病证。对其辨治，要先分清虚实。虚证多表现为尿频、小便淋沥不尽、尿痛不显著，并伴有一派虚象，如倦怠乏力、小腹重坠、畏寒怕冷；而实证突出表现为"痛"，可为尿道涩痛、刺痛、抽痛、热痛等，并伴有一派实证的表现，如发热、口渴、心烦等。

（2）分期论治淋证

根据本病不同时期、不同阶段的表现，突出中医病证同治的特点，一般将淋证分为急性期和缓解期进行论治。

1）急性期：急性期多见于淋证初发或缓解期急性发作者。患病年龄相对较轻，病程较短，多为实证，临床以小便频急、涩、痛为主要表现，尤其以尿痛为主症，多见于热淋、血淋、石淋、气淋。急性期病机以膀胱湿热为主，因此，清热利湿是治疗急性期的主要法则。

①热淋：症见小便频数短涩，灼热刺痛，溺色黄赤、浑浊，伴有发热、腰痛、口苦、恶心、呕吐、大便秘结等，舌红苔黄厚腻，脉滑数。尿检可见大量白细胞、脓细胞。证属湿热蕴结下焦，膀胱气化不利。治以清热利湿通淋，方用八正散加减。

②血淋：症见小便热涩刺痛，尿色深红或夹有血块，腰腹痛，或者心烦等，苔黄，脉滑数。证属下焦湿热，伤及血络。治宜清热通淋，凉血止血。方以小蓟饮子加减。

③石淋：症见突发腰腹绞痛难忍，少腹拘急，排尿中断，尿道窘迫疼痛，尿中夹有砂石，或尿中带血，舌红苔薄黄，脉弦或

弦数。B超、CT等辅助检查示，有肾结石、输尿管及膀胱结石等。此证乃湿热蕴结于下，煎熬尿液，尿中杂质皆为砂石，阻滞于尿道。治宜清热利湿，通淋排石。方用石韦散化裁。

④气淋：《景岳全书证治要诀·淋闭》云："气淋，气郁所致。"长期情志失和，肝气郁结，久郁化热，火热郁于下焦，下注膀胱，发为气淋。症见心烦，胸胁满闷，或气窜疼痛，情志抑郁，头晕目眩，尿频尿急等，舌红，脉弦。遇情志刺激则病情发作或加重，治宜行气解郁、利气疏导，方选逍遥散加减。

2）缓解期：淋证属于全身性病证。大多医家论治淋证，多重视其邪气有余而忽视其正气不足。淋证急性期经清热解毒、利湿通淋治疗后，大部分患者可获痊愈，少部分患者进入缓解期，究其原因大致有二：一是湿热蕴结日久。因湿为阴邪，易伤阳气；热为阳邪，耗气伤阴。湿热久蕴，势必耗伤人体的阳气与阴液，而年老体弱、体质较差者，或反复发作者因正气亏虚，抗邪无力，易成正气亏虚、湿热留恋不去之病理状态，导致疾病迁延不愈。二是急性期清利太过，苦寒伤中，损伤脾肾之气。正如《景岳全书·淋浊》中所言："淋之初病，则无不由乎热剧，无容辨矣。但有久服寒凉而不愈者……此惟中气下陷，及命门不固之证也。故必以脉以证，而察其为寒、为热、为虚，庶乎治不致误。"缓解期临床上以小便频急、排尿不尽等为主症，多无尿痛。因此时湿热邪气大部分已除，正虚之本逐渐显露，因而在病机上突出为正气亏虚为主，下焦湿热未清为次，故此期治疗强调扶正，尤其注重健脾补肾，调补冲任。在扶正治疗的基础上配伍一两味清热利湿药，既能增强体质，提高机体防御功能，又能清除余邪，防止复发，促其痊愈。切忌过分用苦寒渗利之品，以免损伤正气。根据患者病位在肾、在脾、在肝及气虚、阳虚、阴虚、冲任亏虚等不同，将缓解期分为以下4型辨治。

①脾肾阳虚证：淋证日久或反复发作，正气耗伤，阳气虚弱，患者常因脾肾阳虚，气化无权而见尿频尿清，淋沥不净，同时伴有神疲乏力，腰酸痛，面色㿠白，畏寒肢冷，尤其腰及下半身或膝以下发凉，大便溏薄，舌淡胖或舌质嫩，苔白或白腻，脉沉弱或微弱、细弱等。治宜温补脾肾，温通膀胱。但此时仍须辨清是脾虚为主还是肾虚为主。若以纳差、腹胀、喜热饮、长期大便稀溏等脾阳虚证为主者，方选附子理中汤化裁；若腰膝冷痛、夜尿频多甚者，方用金匮肾气丸加减；精神萎靡，嗜卧欲寐，四肢厥冷者，治宜温阳散寒，以四逆汤化裁；若脾肾阳虚，寒凝经脉，证见腰酸肢冷，四肢发凉疼痛，遇寒加重，脉沉微细者，以当归四逆汤养血散寒，温通经脉。方中若用附子、干姜，其量笔者用附子15g→30g→60g，干姜30g，能增强温通散寒之力。虚寒性淋证切不宜固守"淋无补法"。此种淋证，无附子难以收功。

②阴虚火旺证：此型多见于绝经后的老年女性患者。中医学认为，老年人处于"精少，肾脏衰"的特殊生理阶段，具有本虚的特征，正气亏虚，无力抗邪，加之老年患者尿感大多缠绵难愈，湿热内蕴日久损及阴液，而致阴虚内热。临床表现为尿频尿急，小便涩滞，欲出不尽，腰膝酸软，头昏耳鸣，倦怠乏力，低热，手足烦热，口干咽燥，眠差多梦，苔薄黄或少苔，脉细数。治宜滋阴补肾，清热降火。方选知柏地黄汤合二至丸加减，且重

用生地黄效佳。

③脾肾气虚证：《灵枢》云："中气不足，溲便为之变。"本证多见于脾肾素虚之人，复因劳伤，累及脾肾，脾虚则中气不足，气虚下陷，膀胱气化无权；肾虚则下元不固，因而小便淋沥不已；或淋证过用苦寒，或迁延日久，耗伤脾肾，膀胱气化失司而致小便不利。症见小便频数，淋沥不适，尿意不尽，神疲乏力，不耐劳累，纳差便溏，或伴小腹、会阴部坠胀，时轻时重，遇劳则发，腰酸痛，面色无华，舌淡苔白腻，脉沉细。治宜健脾补肾升清，方用补中益气汤合肾四味（淫羊藿、枸杞子、菟丝子、补骨脂）化裁。笔者认为，方中黄芪量应用至 60g 以上，方能收效。

④冲任虚损证：此证多见于更年期女性患者。此时女性年届七七，肾气渐衰，天癸将竭，冲任亏损，精气不足，肾虚下元不固，气化无权，故而小便频急、淋沥不已，伴烦躁易怒，烘热汗出，言多不休，苔薄黄，脉弦或弦数。治宜调补冲任，方用二仙汤加牛膝、车前草。

（二）临床实践：补肾通淋汤的创制与应用

1. 补肾通淋汤

方药组成： 牛膝 30～60g，乳香 3～5g，淫羊藿、枸杞子、菟丝子、补骨脂各 10～30g。

服用方法： 上药水煎服，日 1 剂，分早晚服用。1 周为 1 个疗程，一般治疗 1～2 个疗程。

组方依据： 四川名医刘梓衡先生的《临床经验回忆录》后有

附录 3 篇，皆言两味药治重症之奇验，其中有一案用牛膝、乳香治疗一青年之血淋（参见本书第四部分，用药体味之牛膝）。此案使我认识到牛膝是一味治疗淋证的好药。

历代医家对淋证病机多有论述。有主肾虚者、有主热者、有主湿者，等等。但本人对《诸病源候论》中"诸淋者，由肾虚膀胱热故也"之论颇为欣赏。治淋证全在权衡肾虚与湿热之多寡，并以之组方。经临床反复使用，最后组方定为：牛膝 30～60g，乳香 3～5g，淫羊藿、枸杞子、菟丝子、补骨脂各 10～30g。曾组方：杜仲、续断、苍术、黄柏、牛膝、车前草，名"加味四妙丸"，亦有良效。

2. 临床应用

本方治疗反复发作的尿路感染效果非常好。

近年来，本病虚实夹杂证比较多见，甚至虚证亦很常见。大概源于：①大量抗生素的使用，导致虚寒体质的人越来越多。②从小即食或过食冷饮，至中年多有中焦虚寒之表现。③空调和暖气的使用，导致机体抗病能力下降。这些都构成了患者体虚的病因。临床上单纯的、典型的实热证或湿热证在初发患者中多见，但反复发作尿路感染者则常难见到，且多为虚证。反复使用抗生素无效，或服用一般清热利湿药效果不明显者，使用本方治疗常获良效。治疗时常需分虚实之多寡而定。若只见尿频，尿不痛，腰不痛，单用此方重用牛膝即可。若见腰痛加用淫羊藿、枸杞子、菟丝子、补骨脂，一般各 20～30g 效佳。若见中下焦虚寒，畏寒怕冷，胃脘发凉恶凉食，加四逆汤、附子理中汤；若见会阴部下坠，加黄芪、防风；若见有情志抑郁，遇怒加重，加用四逆散，或合用逍遥丸；若在更年期发病，合并二仙汤（仙茅、淫羊藿、巴戟天、当归、知母、黄柏）。若湿热重，而虚证不明显者，仍用本方重用牛膝，或加苍术、黄柏、车前草。

近年来虚寒性慢性尿路感染者增多，加减辨证使用本方临床常获理想疗效。曾治患者黄某，男性，49 岁。2014 年 10 月 15 日初诊。患者以"反复尿频、尿急、尿痛伴腰痛 1 年，加重 4 个月"为主诉就诊。患者因劳累致尿频、尿急、尿痛、腰痛，曾服用前列舒乐、桂附地黄丸等药物治疗，无明显效果。曾因口臭，口服牛黄上清丸后便溏更甚。近 4 个月病情加重，症见：尿频，尿急，尿痛，伴腰痛，神疲乏力，畏寒怯冷，偶有肉眼血尿，腹部胀满，小腹部有下坠感，时有双下肢轻度浮肿，手足不温，胃脘部发凉，喜热食，纳差，口臭，口苦，性功能差，大便溏，夜眠差。舌暗红，苔黑灰，脉沉弦而缓。患者平素工作应酬较多，嗜酒。无过敏史。中医诊断：劳淋；证候诊断：肝胆郁热，脾肾虚寒。西医诊断：复发性尿路感染。治法：疏肝利胆，温补脾肾。处方：柴胡桂枝干姜汤合四逆汤加减。用药：柴胡 10g，黄芩 10g，桂枝 10g，肉桂 3g，生牡蛎 10g（先煎），花粉 10g，制附片 15g（先煎 1 小时），干姜 30g，甘草 30g，黄芪 60g，当归 10g，淫羊藿 30g，枸杞子 30g，菟丝子 30g，补骨脂 30g，白术 10g，陈皮 10g，白芍 10g，防风 10g。7 剂，每天 1 剂，水煎服。复诊：前方日服 1 剂，1 周后，上述症状均较前减轻，舌脉同前。上方改制附片 30g 为 60g，守方继服。三诊：尿频、尿急较前明显减轻，畏寒怯冷、便溏、口苦亦较前明显改善，脉象较前有力，精力充沛，患者欲返回当地工作。效不更方，嘱其将该汤剂改为丸剂，守方继服，以巩固疗效。

本例反复发作性淋证的治疗，与一般常法不同。患者"反复尿频、尿急、尿痛伴腰痛"断断续续1年，证有腹胀纳差，胃脘部发凉，喜热食，大便溏，脉沉弦而缓，舌暗红，苔黑灰等症，虽有口苦、口臭，按清热泻火法用牛黄上清丸不效，且便溏更甚，说明此病非单纯上焦有热，而为少阳证兼中焦虚寒之证。若按常规淋证治法，给予八正散、四妙散之类祛湿清热之剂祛除下焦湿热，则反使中焦虚寒更甚，致临床症状日益严重，甚则迁延不愈。本例患者既疏少阳肝胆，又温补中焦脾肾；有寒有热，有疏有补，杂合以治，以解复杂病机之难，效果非常理想。

二、特发性水肿

（一）研究心得：特发水肿宗四法，利水有方独芪汤

特发性水肿，是肾病科门诊常见病，又称"水潴留性肥胖症""单纯性水钠潴留""周期性水肿"。本病是指经过临床及实验室检查排除器质性病变的不明原因水肿。本病多发于女性。水肿主要表现在身体下垂部分，常与体位、情绪、月经、季节及劳累有关。西医学多认为，本病是内分泌功能失调与直立体位反应异常所致。临床特点为晨起颜面、眼睑及上肢水肿，午后双下肢、足踝部凹陷性水肿；此外，患者白天尿少，夜尿多较。大多数患者伴有自主神经功能失调或神经官能症。该病病程长短不一，数月甚至数年不等，且临床表现不同，可晨起头面部重，午

后下肢重；平时轻，月经前后重；四肢水肿重，头面躯干轻；情志变化后重；劳累后重。对于本病的诊断，实验室检查很难发现明显异常，血常规、尿常规、肝功能、血浆蛋白定量、肾功能测定、心电图、心功能、甲状腺功能等均属正常。西医学认为，本病诊断可做立卧位尿量试验，若立位尿量低于卧位 50% 以上则符合本病的诊断标准；此外，血浆肾素活性与血、尿醛固酮浓度的测定也有助于本病的诊断。治疗多以利尿为主，但常反复，效果欠佳。

本病属中医学的"水肿"范畴。历代医家多从肺、脾、肾三脏论治。《景岳全书·肿胀》指出："凡水肿等证，乃肺、脾、肾三脏相干之病，盖水为至阴，故其本在肾；水化于气，故其标在肺；水唯畏土，故其制在脾。今肺虚则气不化精而化水，脾虚则土不制水而水反克，肾虚则水无所主而妄行。"其病机是元气虚弱，肺、脾、肾三脏功能失调所致。其中以肾为本，以肺为标，以脾为制水之脏。根据本病病机特点，结合多年临床经验，我认为，特发性水肿本质是本虚标实，虚实错杂，其中虚证多实证少。本病涉及肺、脾、肾及气血，在肺多由外邪而致，在脾、肾多由内伤而致，亦有阴阳失和，气机不畅，变致水肿。气虚血瘀是本病的常见类型之一。

治疗特发性水肿常用的方法有以下几种。

1. 宣肺达表利水法

适用于水肿以颜面为主者。主要表现为水肿合并外感兼有肺卫症状者，临床表现为水肿从头面部开始，多伴恶风发热、肢节酸楚、神疲乏力、腰痛、小便不利等症，舌质红，苔薄白，脉浮滑或沉细。此证型病位在肺，病因为外邪袭肺。《素问·太阴阳明论》曰："伤于风者，上先受之。"肺气不宣，水气不行，发为水肿。治则为宣肺达表，利水消肿。即《内经》所谓"开鬼门"，通过发汗来消除水肿。方选萍翘四苓散，或萍翘五皮饮加减。四苓散或五皮饮虽以利水渗湿见长，但对水肿以颜面为主者，仅利水略显不足，应加浮萍、连翘，取其宣肺达表之意。浮萍性寒，味辛，入肺、膀胱经，具有发汗解表、透疹止痒、利水消肿的功效。《本草从新》中描述浮萍能"发汗祛风，利水消肿"。此药辛寒泻热，轻浮升散，既能疏散风热、发汗解表、透疹止痒，又能通调水道、下输膀胱而利水消肿。连翘味苦性微寒，入肺、心、胆经，具有清热解毒、消痈散结、疏散风热的功效。杜雨茂教授认为，连翘具有宣畅三焦之作用，其质轻性扬，又能走上走外，宣达气机，开玄府，调肺气之畅达，使郁于皮肤之水气自外而散。因此，在此方中加入连翘主要是取其升浮宣散之力，临床效果显著。

2. 补肾培土利水法

适用于水肿伴脾肾亏虚者。症见面浮肢肿，倦怠乏力，腰背酸痛，呕恶纳差，大便溏薄，舌淡或红，少苔，脉沉或弦。此证型以脾肾亏虚、水湿泛溢为主要病机。患者常因平素劳倦太过，脾肾虚损，脾虚运化失常，肾失气化而生水湿肿胀。正如《诸病源候论·水肿病诸候》所述："水病无不由脾肾虚所为。脾肾虚则水妄行，盈溢皮肤而令身体肿满。"治则为补肾培土，利水消肿。方选济生肾气丸合香砂六君子汤加减：生地黄 30g，山萸肉 10g，山药 10g，牡丹皮 10g，泽泻 10g，党参 15g，茯苓

15g，炒白术 10g，半夏 15g，陈皮 10g，木香 6g，砂仁 6g，车前子 30g，牛膝 30g。此类水肿分为阴虚和阳虚，辨证应分清阴虚或阳虚。若以阴虚为主，临床可见潮热盗汗、五心烦热、口干，舌质红，苔薄，脉弦数等。可在上方中加大生地黄剂量，可用至 30～60g。若以阳虚为主，临床可见畏寒怯冷、四肢冰凉，舌淡，苔薄白，脉沉细等，加附子、干姜、肉桂等温阳药。《素问·至真要大论》指出："诸湿肿满，皆属于脾。"故无论阳虚或阴虚均应配合香砂六君子汤以健脾利水，以土制水。方中半夏以法半夏或清半夏为佳，用量一般为 10～15g，舌苔厚腻者重用至 30g，亦可加白蔻仁、草果。若腰痛明显可配合李可肾四味以平补肾之阴阳。

3. 调阴和阳利水法

适用于更年期水肿者。症见全身水肿，时轻时重，且水肿往往与月经周期有关，伴情志抑郁，胸胁胀闷疼痛，喜太息，烘热汗出，舌淡苔白，脉弦。本症常见于更年期妇女，水肿具有随月经周期及情绪波动而变化。此期机体阴阳俱不足，加上气机不畅常引起脾脏传输、肾脏开阖功能失调，致膀胱气化无权，三焦水道不畅，水液停聚，泛溢肌肤而成水肿。阴阳失调为其发病关键，治以调和阴阳，利水消肿。方选二仙汤加车前子、泽泻。处方：仙茅 15g，淫羊藿 15g，当归 15g，巴戟天 15g，知母 10g，黄柏 10g，泽泻 15g，车前子 15g。二仙汤是由张伯讷教授针对肾精不足、相火偏旺所致更年期综合征、更年期高血压而研制出的一首现代名方。该方中仙茅、淫羊藿、巴戟天温补肾阳，知母、黄柏泻相火而坚肾阴，当归补血和血。

方中温补与寒泻同施，壮阳与滋阴并举，温而不燥，寒而不滞，共奏调和阴阳之功效。若水肿较重可加大泽泻、车前子剂量以加强利水消肿之力。"女子以肝为本（《临证指南医案》）"，更年期妇女多有肝气郁结，气机不畅。肝郁则气滞，气滞则血瘀，血不利则为水，且气行则水行，故临证可酌加舒肝理气活血之品，如佛手、香橼皮、香附、郁金，使肝得舒，气得行，血得活，脾得运，肿得消。

4. 益气活血利水法

适用于以下肢或半身肿为主者。症见水肿以下肢为主，或仅见半身水肿，伴倦怠乏力，少气懒言，腹部胀满，运动后水肿加重，休息后缓解，面色晦暗，月经延期，量少色淡，或经行不畅，伴有明显腹痛、夹杂血块等血瘀征象。舌质淡胖暗或有瘀点，苔薄白，脉弦细涩。本病病机特点为气虚血瘀水停。清·何梦瑶说："气、血、水三者，病常相因，有先病气滞而后血结者，有先病血结而后气滞者，有先病水肿而血随败者，有先病血结而水随蓄者。"我根据多年的临证经验自拟本型常用方：益母草100g，生黄芪120g。此方药味少，药量大，力专而效宏，消肿之效显著，不必加利水之品如车前子辈。方中黄芪味甘性温，入肺、脾二经，具有升发之性，能补气升阳、固表止汗、利水消肿。黄芪善走肌表，是治疗表虚及虚性水肿的要药。黄芪利水，必须量大方可起效，量小则效差。正如张山雷在《本草讲义》中赞黄芪"能直达人之肤表肌肉，固护卫阳，充实表分，是其专长，所以表虚诸证，最为神剂"。《金匮要略》云："血不利则为水。"特发性水肿患者多为女性，常伴有月经问题，故加益母草活血利水。益母草性微寒，味苦辛，可祛瘀生新、活血调经、利尿消肿，其利水作用需量大方起效用。两药相合，重剂协同，用之临床，疗效卓著，而且稳妥。若水肿仅表现为半身肿者，方选补阳还五汤加减，以补气活血、扶助正气。方中重用生黄芪120g 以上，不必加利水之品。

（二）临床实践：独芪汤的创制与应用

1. 独芪汤

方药组成： 生黄芪 100 ～ 200g。

功能主治： 益气利水。适用于因气虚所致的各种水肿。如特发性、肾功能不全、肝病、心脏病以及内分泌失调所致的水肿均有良效。

服用方法： 单味生黄芪，水煎服，日一剂。或取免煎颗粒剂，温开水融化后冲服。

组方依据： 黄芪性甘味温，入肺、脾经。众人皆知黄芪为健脾益气之药，鲜有人知黄芪还是一味非常好的利水药。单味黄芪的利水功效，首载于清代名医陆以湉所著的《冷庐医话》，书中云："王某，山阴人，夏秋间，忽患肿胀，自顶至踵，大倍常时，气喘声嘶，大小便不通，危在旦夕，因求观察诊之。令用生黄芪四两，糯米一酒盅，煎一大碗，用小匙逐渐呷服，服至盏许，气喘稍平，即于一时间服尽，移时小便大通，溺器更易三次，肿亦随消，唯脚面消不及半，自后仍服此方，黄芪自四两至一两，随服随减，佐以祛湿平胃之品，两月复元，独脚面有钱大一块不消，恐次年复发，力劝其归。届期果患前症，延绍城医士诊治，痛诋前方，以为不死乃是大幸。遂用除湿猛剂，十数服而气绝。次日将及盖棺，其妻见死者两目微动，呼集众人环视，连动数次，试用芪米汤灌救，灌至满口不能下，少顷眼忽一睁，汤俱下咽，从此便出声矣。服黄芪至数斤，并脚面之肿全消而愈。观察之弟辛木部曹楣，谓此方治验多人……盖黄芪实表，表虚则水聚皮里膜外而成肿胀，得黄芪以开通隧道，水被祛逐，胀自消矣。"其后，张锡纯之《医学衷中参西录》亦载其"善利小便"。临证以来，我用单味黄芪治疗的第一例水肿是一位肾病综合征患者，患者全身高度水肿，肿势如《冷庐医话》中的王某，当时按陆氏之法，单用生黄芪120g，水煎服，日一剂。当天尿量增加，次日尿量大增，之后常达3～5L。肿消尿量亦减。因试黄芪利水之效，始终未用任何西药利尿药。始知黄芪利尿消肿之功，非他药可比。

2. 临证应用

黄芪一味，利尿消肿效果极佳。仿"独参汤"意名之为"独芪汤"。若善用之，不仅对肾性水肿有良效，其他原因所致水肿如特发性水肿，以及肝病、心脏病、内分泌失调所致的水肿，甚至脑梗死后病侧肢体之水肿，均有良效。临床观察发现，大部分肾性水肿，用"独芪汤"均有显著效果。在病房，曾指导下级医生用大剂量黄芪注射液100mL稀释后静脉滴注，治疗多例用扩容利尿方法无效的肾病综合征高度水肿患者，效果很好，且未发现不良反应。

独芪汤治疗心源性水肿，效果亦非常理想。曾治史某，男，40岁。诊断为扩张型心肌病、顽固性心衰。因劳累致心慌、胸闷、气短，腰以下水肿 1 周入院。入院症见：腰以下水肿，皮肤紧绷光亮，端坐呼吸，不能平卧，伴尿少，神疲乏力，胸闷气短，精神极差。曾用"速尿""多巴胺""酚妥拉明"等利尿、扩管剂以及中药治疗，一日小便量不足 500mL。西医诊断：扩张型心肌病，顽固性心衰；中医诊断：水肿（气虚水停）。治法：益气利水。处方：独芪汤。黄芪 120g。水煎服，每日 1 剂。5 剂后水肿消至膝以下，小便量大增，已能半卧休息。大剂量黄芪不只益气强心，更是取其大剂量以利尿见长，从而减轻心脏负荷，纠正心衰。

单味黄芪水煎，服后尿量增多，24 小时尿量增加 2～3L，甚至 4～5L，但患者无疲乏无力之感。实验室检查无电解质紊乱。水肿消失，尿量自然减少。不仅有效，而且稳妥，值得推广。黄芪生用，药效显著，独芪汤堪称良方。病情严重的患者，则需加大剂量。

临床中偶然发现黄芪的不良反应有三：①皮肤瘙痒，用乌梅、防风、地肤子可治。②腹胀，用陈皮可治。参见《岳美中医案集》。③用大剂量黄芪偶可见呃逆发作，用旋覆花、代赭石、柿蒂可解。

三、过敏性紫癜性肾炎

（一）研究心得："三部六法"治紫癜，抗敏除湿是首创

过敏性紫癜性肾炎（henoch-schonlein purpura nephritis，HSPN），简称"紫癜肾"，是一种由过敏性紫癜（henoch-schonlein purpura，HSP）引起的肾脏病变。临床主要表现是皮肤紫癜、血尿、蛋白尿等。据其临床特点，可归属于中医学的"紫斑""紫癜风""尿血""尿浊"。本病病程一般较长，病情常易反复发作，严重者甚至可以发展成终末期肾病。对于该病的治疗，中医药疗效确切，具有副作用小、复发率低等优点，易被患者接受。

总结多年诊治本病的经验，在"紫癜肾"治疗方面提出了"三部六法"的诊治理念，用于临床，疗效确切。现详述如下。

1. 病位分"三部"

基于多年临床诊治 HSPN，观察到该病有如下临床特点：第一，共同表现是肾脏损害和肾外症状。肾脏损害通常表现为或见蛋白尿，或见血尿，或见蛋白尿和血尿，甚或肾功能不全。肾脏病理变化与临床表现之间的关系目前无确切论述。肾外症状经临床观察，常与该病的过敏因素、病机有关。第二，皮肤紫癜可分为两类：单纯双下肢皮肤紫癜和全身皮肤紫癜。单纯双下肢皮肤紫癜，皮损自始至终仅见双下肢，儿童多见。全身皮肤紫癜，发病时皮肤紫癜以胸、腹、四肢，甚则全身为主要表现，成人多见。此类"紫癜肾"病因病机复杂，治疗与仅见双下肢病变者不同。第三，发病特点：因于外感者，起病必见上呼吸道感染的症状，如咽痛咽干、扁桃体色红肿大，或有脓性分泌物等；继而出现皮肤紫癜，甚至肾脏损害，且此类 HSPN 的皮肤紫癜可见于全身，亦可仅见双下肢，其治疗和前两类 HSPN 不同。

据以上特点，本病的病位可归纳为：咽喉部、下肢部、全身。①咽喉部：病兼咽喉——必见咽喉病；②下肢部：病见下肢——皮损仅见双下肢；③全身：病见全身——全身皮肤紫癜。将咽喉部、下肢部、全身统称为"三部"，并以此指导临床，可明显提高疗效。

2. 三部与病因

HSPN 常因过敏原不同而临床表现有所不同。病兼咽喉者，常有上呼吸道感染，除皮肤紫癜及肾脏损害外，最明显的特征就是咽喉的红肿、疼痛，甚则糜烂。查体可见扁桃体肿大，甚或可见脓性分泌物。此类患者多因细菌或病毒过敏致病，其病变传递过程类似于温病，从卫分、气分到血分。此病首发症状是咽喉肿痛，很快出现血尿、蛋白尿。"病见下肢"者，紫癜仅局限于双下肢，尤以膝关节以下为甚，且此类患者以儿童多见。与近年来小食品增多、儿童偏食，导致营养不良或不平衡，体内聚湿有关。我们还观察到，不少患儿常于天阴下雨时下肢出现紫癜。此为"伤于湿邪"为病。"病见全身"者，起病即以全身皮肤紫癜为著，胸背、腹腰、四肢均可见皮肤紫癜；继而出现肾脏损害。可因血热内伏营血所致，亦可与体虚复感外邪有关。

综上所述，"三部"之表现不同，与之相应的病因亦不同。

3. 三部与病机

（1）病兼咽喉：咽喉痛，毒郁入血伤肾络

患者发病初期必有上呼吸道感染的前驱表现。查体可见扁桃体肿大，甚或化脓。问及病史，可有反复的上呼吸道感染史。辅助检查，提示血常规及尿常规有异常。此为毒邪久郁，卫、气直入营、血，由肺及肾，肾络受伤而见血尿或蛋白尿。这归属中医学之热毒范畴。

（2）病见下肢：下肢紫斑，湿邪为病下受之

患者发病初期仅见双下肢皮肤紫癜，这些紫癜也可融合成片。胸腹、腰背、上肢等部位无紫癜，无上呼吸道感染症状。此类患者每逢阴天，或潮湿天气，病情易反复或加重。查体可见舌体淡胖，边有齿痕，舌苔多呈白腻甚或厚腻。根据《内经》"湿邪为病，下先受之"及"同气相求"之理论，此类患者乃湿浊郁久，浸渍下焦血络，壅滞肾络致病。这归属中医学之湿毒范畴。

（3）病见全身：上下斑，病机复杂虚实辨

患者发病即以全身皮肤紫癜为主要症状，继而出现肾脏损害等。这类患者的发病，或因风邪内侵，热伏血分，内搏营血，迫血妄行所致，证属血热；或因血热不解，气血不通，复感外邪，营卫失和所致，证属营卫不和；或久病不愈，累及脾肾，致脾胃虚损，或肾虚不固，正虚无力抗邪，而致紫癜反复发作。

综上所述，本病病机主要概括为"热毒""湿毒""血热""营卫不和""脾胃虚损"和"肾虚不固"六个方面。然临证时该病病机复杂，须结合"三部"理论来进行详细辨证。

4. 六法与证治

针对 HSPN 的病因病机及发病规律，按"三部六法"治疗本病，常获佳效。三部指咽喉部，下肢部，全身。六法指清热解毒法、抗敏除湿法、凉血散瘀法、调和营卫法、益气健脾法、养阴补肾法，统称为"三部六法"。

（1）清热解毒法

此法用于"病兼咽喉"的 HSPN 患者。除皮肤紫癜和肾脏损害外，伴有明显咽喉肿痛症状。此类患者常有反复发作的外感病

史，查体可见：乳蛾充血、色红、肿大，甚则有脓性分泌物；舌质红，苔薄黄，脉多浮数。证属热毒。治以清热解毒，利咽透达。方用张仲景桔梗汤加味，重用甘草。可酌加金银花、蒲公英、金荞麦、玄参、麦冬等。

（2）抗敏除湿法

此法用于"病见下肢"的HSPN患者。除肾脏损害外，仅见双下肢皮肤紫癜，且不伴有咽喉病变。可见紫癜密集色红，伴口苦、呕恶、纳呆、大便黏腻不爽、小便淋沥涩痛，舌红苔黄厚腻，脉见弦滑。证属湿毒。治以抗敏除湿，清利下焦。自拟抗敏除湿汤。该方是在三仁汤、四妙散、过敏煎的基础上加仙鹤草、紫草、鸡血藤、威灵仙而成。其中三仁汤宣上焦肺气之郁闭，以固护皮毛，畅中焦脾气，以助脾胃运化水湿邪气，渗下焦水湿之气，助肾中阳气之气化；四妙散重在清泄存积于下焦的湿热邪气；过敏煎解表散邪，益肾固本，同时清热生津抗过敏；仙鹤草、紫草凉血止血，以消紫癜及血尿；鸡血藤、威灵仙疏通经络，调畅气血。

（3）凉血散瘀法

此法用于"病见全身"的HSPN患者。症见全身肌肤紫癜，可融合成片，颜色鲜红，伴高热、口渴、心烦、小便淋沥涩痛，甚则尿血，大便秘结不通，舌质红，或有瘀点或瘀斑，舌苔薄黄，脉弦滑数。证属血热。治以凉血散瘀。方选犀角地黄汤合小蓟饮子（血尿为主者效佳）。久病夹有血虚者，可选用黄芪四物汤（四物汤加黄芪）加紫草。

（4）调和营卫法

此法用于"病见全身"的 HSPN 患者。症见四肢，或胸腹泛发密集紫斑，可融合成片，色红或暗红，或伴瘙痒感，可伴发热、恶风、口淡、乏力、纳差等，舌淡红，苔薄，脉沉缓。证属营卫不和。治以调和营卫，活血养血。方用麻黄汤，或桂枝汤合四物汤加紫草、白鲜皮。

（5）益气健脾法

此法用于"病见全身"的 HSPN 患者。症见紫癜颜色转淡，时发时止，常因受风或劳累而反复，伴神疲懒言，气短乏力，面色萎黄，食纳不香，或脘痞腹胀，大便溏泄。血尿、蛋白尿时轻时重，舌淡嫩，苔薄白，脉细或沉弱无力。证属脾胃虚损。治以益气健脾摄血。方选香砂六君子汤，或薯蓣丸加减。

（6）养阴补肾法

此法用于"病见全身"的 HSPN 患者。可见紫癜颜色暗红，血尿、蛋白尿持续不退，伴见咽干口燥，五心烦热，腰酸膝软，或潮热盗汗，失眠多梦，舌色黯红，苔少，甚则光滑无苔，脉细数或细涩。此类患者不耐劳累，常因劳累后病情加重。证属肾虚不固。治以滋阴降火，凉血化瘀。方选六味地黄丸加减。肾气耗伤，精微不固，可见紫癜基本消退，血尿、蛋白尿时作时休，遇劳加重。治以补肾固精，自拟芪地固肾方加减。

（二）临床实践：抗敏除湿汤的创制与应用

1. 抗敏除湿汤

方药组成：生麻黄、防风、五味子、乌梅、生甘草、白蔻仁、厚朴、滑石、通草、苍术、黄柏、牛膝、鸡血藤、威灵仙、杏仁各 10g，薏苡仁 20g，半夏 12g，竹叶 6g，紫草、仙鹤草各15g。

服用方法：上药水煎服，日一剂，分早晚服用。10 日为 1 个疗程，一般治疗 1～2 个疗程，病情严重者可再服 1 个疗程。

组方依据：过敏性紫癜性肾炎属中医学"紫斑病""肌衄""葡萄疫""尿浊"等范畴。既往认为本病多因风邪内侵，热伏血分，内搏营血，迫血妄行，络伤血溢，渗于脉外，而成瘀血；或留于肌肤，积于皮下而成紫癜；或损伤肾阴，热迫膀胱则小便出血。对其治疗主要采取清热解毒、活血凉血之法。通过临床观察，笔者发现本病有以下特点：①好发于儿童。②皮肤表现多以双下肢为重，约占本病十之八九，全身皮肤紫癜者不到十之一二。③部分患者遇天阴或潮湿天气病情加重或反复。④舌苔多呈白腻甚或厚腻。根据中医学"湿邪为病，下先受之"及"同气相求"之理论，笔者认为本病以湿邪为重，加之现代医学认为肾型过敏性紫癜是一种变态反应性疾病，故以抗敏除湿为法治疗本病。抗敏除湿汤是由三个单方组成的复方。以三仁汤宣上以治皮毛而除紫癜，畅中以健脾化湿，渗下以除下焦之湿；四妙丸以加强清利下焦湿热之力；过敏煎（麻黄、防风、乌梅、五味子、甘草）以抗过敏。此外，紫草、仙鹤草取其凉血解毒之功，鸡血藤、威灵仙一气一血，调和气血，气血行，则病除。本方虽大，但为有制之师，配合严谨，切中病机，故疗效卓著。

2. 临证应用

本方对儿童以双下肢皮肤损害为主的过敏性紫癜及以肾脏损害为主的过敏性紫癜性肾炎都有非常好的疗效。一般不需要服用西药，对已用激素类药物的患者，根据用量予以减、停。在激素减、停过程中，有时皮肤改变会反复或加重，不需停药，继续服用会自然消退。

四、慢性肾功能衰竭

（一）研究心得：慢性肾衰系统看，虚实相因是特点

在慢性疾病的中医辨治中，我们强调辨证论治，重视疾病某一阶段的病机特点，但缺乏对慢性疾病全程、系统、整体的思考。慢性肾功能衰竭是各种肾脏疾病发展的最终结果。其发生常因先天禀赋不足、体质虚弱，或因后天失养，如外感六淫、饮食不节、过食咸味，或情志所伤，或劳倦失度，或生育过多、房劳伤肾以及各种慢性病久病及肾所致。亦或因多种慢性肾脏疾患失治、误治，或使用肾毒性药物损害肾脏导致肾脏虚损，功能衰竭。慢性肾功能衰竭的病理机制很复杂，非单一病机能解释，常累及多个脏器。通过对其系统观察研究，我们发现了以下特点。

1. 复杂病机慢肾衰，虚实相因是特点（理）

（1）正虚邪实，病机复杂

1993 卫生部颁布了《中药新药临床研究指导原则》，其中

《中药新药治疗慢性肾功能衰竭的临床研究指导原则》将慢性肾功能衰竭以正虚为纲、邪实为目进行分型，其中把正虚分为脾肾气虚、脾肾阳虚、脾肾气阴两虚、脾肾阴虚、阴阳两虚五个证型；邪实分为湿浊、湿热、水气、瘀血、风动五个证型。我们经临床观察发现，脾肾亏虚与气血亏损也是慢性肾功能衰竭正虚的重要类型。这是因为慢性肾功能衰竭常伴有肾性贫血，而且慢性肾功能衰竭患者肾性贫血的严重程度与肾功能损害的严重程度成正相关。也就是说慢性肾功能衰竭患者的血红蛋白数值越小，肾功能的监测指标血尿素氮、血肌酐的数值越高。从中医学角度讲，贫血的病机就是气血不足。患者的面色苍白、萎黄、神疲乏力、懒言少动、舌胖大有齿痕、脉无力等表现贯穿于慢性肾功能衰竭的始终，且与脾肾两脏功能关系密切。

关于邪实，近年来有不少医家对其有所论述。如傅晓骏提出，瘀浊之邪是慢性肾功能衰竭的主要邪实因素；沈庆法强调，湿热是贯穿慢性肾功能衰竭始终的病邪，并认为外邪侵袭逢风是一个重要因素；也有中医临床专家提出痰迷肾窍之说。以上论述也符合临床实际。《重订广温热论》说："溺毒入血，血毒攻心，甚则血毒上脑，其证极危。"此时，临床可见头痛而晕，视物模糊，耳鸣耳聋，恶心呕吐，呼吸带有尿味，间或猝发癫痫状，甚或神昏惊厥，不省人事，寻衣摸床，撮空等。这些即为慢性肾功能衰竭晚期尿毒症血毒入心入脑的临床表现，也符合慢性肾功能衰竭的主要病理机制。

需要强调的是，在慢性肾功能衰竭病程的每一个阶段，正虚与邪实病机均非单一病机，常多种病机共存，相互影响，构成慢性肾功能衰竭这一难治性疾病非常复杂的病机特点。

（2）虚实病机，相互因果

西医学认为，肾脏是一个产尿、排尿的器官，同时还具有稳定内分泌、内环境的作用。当各种肾脏疾病发展到晚期，身体正常功能出现下降，体内毒性物质蓄积过多时就会出现慢性肾功能不全。而肾功能不全时，毒素清除能力下降，血中毒素蓄积增多，又加重各种器官的功能损害，使机体功能状态更加低下，形成了一种恶性循环，加速病情的发展。慢性肾功能衰竭的西医学发病机制为我们理解中医学的慢性肾功能衰竭的虚实相因病机的提供了帮助。

虚实病机互为因果，循环往复，缠绵难愈，我们称之为虚实病机的相因性。慢性肾功能衰竭患者正气损伤，脾肾气血亏损，导致机体机能下降，水液、气血代谢失调，引起水湿停留，血脉瘀滞，形成水湿、痰、浊、瘀、毒等实邪，而这些实邪的存在更加重了正气的损伤。如此反复，循环不息，使病情日甚一日。

慢性肾功能衰竭的虚实贯穿于病程的每个阶段，且在晚期更为显著。不同阶段虚实的程度有所不同。血毒、尿毒等毒邪的存在是维系虚实病机的中间环节。这种毒邪既是正虚产生的结果，又是邪实逐渐加重的原因。正因为这种毒素的存在，才导致慢性肾功能衰竭虚实相因，缠绵难愈。慢性肾功能衰竭伴有肾性贫血，表现为血红蛋白持续下降和肾功能监测值不断升高。血红蛋白下降是慢性肾功能衰竭正气不足，机体功能下降的结果，是正虚的一个重要指标；同样尿素氮、血肌酐也是慢性肾功能衰竭代谢产物不能及时排出，积聚成毒的结果，是邪实的一个重要指标。随着血红蛋白的下降，患者乏力、神疲、腰酸、纳差、肤色苍白或萎黄等症状进一步加重；随着肌酐、尿素氮的上升，患者恶心呕吐、皮肤瘙痒、肌颤、呼吸困难等症状也加重。这些因素相互影响，互为因果，虚虚实实，至晚期往往大虚大实同时存在。西医发明的肾脏替代疗法，通过腹透、血透将这些毒素排出体外后，病情就会得到显著缓解，这也验证了虚实病机的相因性。

2. 虚实相因需同治，散结排毒不可少

慢性肾功能衰竭是一种病机复杂性疾病。在此，我们先了解一下古人的大复方和张仲景的薯蓣丸组方特点。

（1）大复方的源流

《素问·至真要大论》言："治有缓急，方有大小……近而奇偶，制小其服也；远而奇偶，制大其服也。大则数少，小则数多。多则九之，少则二之。"是按方中药物数量分小、中、大方。又说："君一臣二，制之小也；君一臣三佐五，制之中也；君一臣三佐九，制之大也。"是按方中药量的轻重分大方、小方。后世多宗其说，有以药量大小分者，如徐大椿等；有以峻猛有毒之品为大方者，如恽铁樵等；有以药味多为大方者，如谢利恒等。目前有学者提出，药味在15味以上者为大方；还有学者认为，方药总量在200～350g，治疗3个以上主要病证的方剂为大方。

可以肯定的是，大方或大复方用于治疗复杂病机的疾病，单一疾病单一病机常常用不到大复方。按《素问》所说，不管大、中、小方，一定是在"有制"之下，其"有制"是在符合某一疾病病机的前提下，详于辨证、详于立法，才制其方、选其药。可谓"用药如用兵"，有制之师不怕多。历代运用大方治疗疾病的医家众多，如医圣张仲景《金匮要略》中治疗"虚劳诸不足，风气百疾"的薯蓣丸；治疗"疟母"的鳖甲煎丸等均在20味以上。其组方寒热、攻补融为一体，虚实同治，临床疗效显著，至今仍在临床上广泛使用。其后，如景岳会通膏、大活络丹、回天再造丸等药味均在30味以上，都是经上百年临床实践证实了的经验效方。有的医家对大复方治疗疾病的机理做了一定的探讨，如恽铁樵说："凡聚四五十味药浑和之，使之正负相消，宽猛相济，别出一总和之效方。"贺本绪说："久病用大方。"大方中虽药味较多，但药物的治疗作用或协调，或相加，而毒副作用则会因用量较少而不显。还有人认为，大方丸剂以药物功效群的形式进行组配，其治疗特点是多靶点、多层次、多环节的综合调节。临床上大复方主要用于各种慢性复杂性疾病的治疗。

（2）张仲景薯蓣丸

张仲景薯蓣丸见于《金匮要略·血痹虚劳病脉证并治》，原文如下："虚劳诸不足，风气百疾，薯蓣丸主之"。薯蓣丸方：薯蓣三十分，当归、桂枝、曲、干地黄、大豆黄卷各十分，甘草二十八分，人参七分，川芎、芍药、白术、麦门冬、杏仁、防风各六分，柴胡、桔梗、茯苓各五分，阿胶七分，干姜三分，白蔹二分，大枣百枚为膏。上二十一味，末之，炼蜜和丸如弹子大。空腹酒服一丸，一百丸为剂。

1）薯蓣丸的处方特点

主治病证：虚劳，即现代所谓慢性虚损性疾病。诸不足，即气血阴阳、五脏六腑功能低下。风气百疾，是指本病常常因外感而加重或反复的诸多病证。

方药组成：薯蓣丸全方 21 味，加蜂蜜，全方共 22 味药，可谓大复方。细思此方，其组方由数个药组组成：健脾益气药组：人参、茯苓、白术、六神曲、甘草、大枣；养血活血药组：芍药、当归、川芎、阿胶；滋阴补肾药组：薯蓣、干地黄、麦门冬、蜂蜜；宣肺药组：桔梗、杏仁；疏肝药组：大豆黄卷、柴胡；祛风药组：防风、桂枝、柴胡；温阳散寒药组：干姜、桂枝；温化痰饮药组：茯苓、桂枝、白术、甘草。整个组方以培补脾肾、益气温阳、养血滋阴、扶正为主；祛风除湿、疏肝活血为辅。

薯蓣丸作为慢性调理方剂，且为丸剂，所以不可能速效，当长期服用，慢慢改善气血阴阳诸不足的体质，如电梯之运行，既要有速度，又要保证平稳，从一个状态安全到达另一个状态，不可操之过急，故薯蓣丸以丸剂久服而取功。

2）薯蓣丸的选药原则和规律

①补阳不宜辛热：张仲景极其擅长用附子、干姜等大辛大热之品，以四逆汤最为著名。而本方温阳散寒药仅干姜、桂枝二味。之所以如此，是考虑慢性虚损性疾病阳虚往往由渐而甚，不宜过早、大量使用辛热之品，恐耗气伤阴而使病情复杂化。

②养阴不宜滋腻：虚劳病患者大多脾胃运化功能较差，所以护胃是非常重要的。脾喜燥恶湿，虚劳之阴虚常与水湿同病，故滋阴之药的选择当以不滋腻碍脾为前提。薯蓣丸方中养阴之品薯蓣、麦门冬、蜂蜜均为药食两用之品，既养三阴又无碍胃之弊。

《神农本草经》言山药"气味甘、平，无毒。主伤中，补虚羸，除寒热邪气，补中，益气力，长肌肉，强阴"。故仲景用量最大，以补肺、脾、肾。方中选干地黄滋阴补肾、生津止渴而不用熟地黄，主要是避其滋腻滞脾，有碍消化。

③活血不宜破血：虚劳之人日久生瘀，尤其在中后期较为明显，病亦由气分而及血分。所以活血化瘀常常是治疗慢性虚劳病的重要方法之一。但随着病情的一步步发展，也会出现凝血机制障碍，所以不少医家指出在一些慢性病的中后期慎用活血药，尤其慎用中药破血药。如聂丽芳教授认为，慢性肾功能衰竭中、晚期患者肾脏已有形态学的改变，活血化瘀法是无济于事的；相反，由于尿毒症毒素对造血系统的损害导致血小板功能障碍，加之毛细血管脆性增加，易致出血，若此时再以活血化瘀为主治之，则会加重出血的情况。仲景用四物汤不仅补血，也能活血，通中有养，但不破血，无出血之隐忧。

④守中兼顾四脏：李中梓《医宗必读》言："胃气一败，百药难施。一有此身，必资谷气。谷入于胃，洒陈于六腑而气至，和调于五脏而血生，而人资之以为生者也。故曰：后天之本在脾。"虚劳之人往往或先伤于胃，或由他病伤及于脾，或因久服药物伤脾败胃，进而由一脏而及他脏，而及六腑，由气血津液而及精血阴阳。《素问·平人气象论》云："平人之常气禀于胃，胃者平人之常气也，人无胃气曰逆，逆者死。"保住一分胃气，则留一分生机。仲景治虚劳病用大剂守中之品如山药、甘草、大枣顾护胃气，建中焦而旁达四脏。脾胃健，能运化，则气血充，四肢百骸、五脏六腑得以濡养，肌体得以康复。此乃仲景治虚劳病

的重要思想之一。

⑤补益重在气血：《理虚元鉴》提出："治虚有三本，肺、脾、肾是也。"薯蓣丸不仅培补肺、脾、肾以治本，而且着重补益气血以治标。虚劳之人存在不同程度的贫血，包括疾病不同阶段存在的贫血，如慢性肾功能衰竭之肾性贫血、各种肿瘤所致的消耗性贫血、类风湿关节炎的药物性贫血等。贫血最基本的中医病机就是气血不足，进一步发展可能出现阴阳不足，所以薯蓣丸补益之中用八珍汤，重在补益气血。

⑥清热不宜苦寒：虚劳病的热多为虚热，或久寒化热，而非实热。长期观察此类患者，发现有畏寒怕冷，恶凉饮食，但其舌可见薄黄苔。切不可见其苔黄而用连、芩之类，病必加重。而仲景仅用白蔹一味治之，且仅用 2 分，为方中之最小量，尤见创意。《本草经疏》言白蔹"苦则泄，辛则散，甘则缓，寒则除热"。《本经逢原》记载："白蔹，性寒，解毒，敷肿疡疮有解散之功，以其味辛也……《金匮》薯蓣丸用之，专取其辛凉散结，以解风气百疾之蕴蓄也。"此仲景用白蔹之深意也。

⑦药量轻重有别：仲景方中药物剂量极为讲究，治急病如此，治虚劳病亦如此。遵《素问·刺法论》中"正气存内，邪不可干"，以治疗虚劳病正气不足为主，扶正以祛邪。扶正以肺、脾、肾三脏为要，三脏之中又以脾为重点，护脾之药量为最，如山药、甘草、大枣；气血阴阳中以补气血为主，扶正所用药物比例占 61%，而次要病机所用药物简单而量轻，如白蔹仅 2 分。从药量可见仲景治疗慢性虚劳病既提纲挈领，抓住重点病机，又面面俱到，创建"有制之方"的治疗思路。

⑧祛风不宜开破：虚劳病多因正气不足，机体功能低下，不能抵御外邪的入侵，常因风气侵袭而使病情加重或反复。仲景用桂枝防止病邪从太阳经侵入，用防风抵御病邪从阳明经侵入，用柴胡预防病邪从少阳经侵入，三阳不受邪，病自无加重之理。不用麻黄、葛根之类，恐其正虚之体无以耐受，发散开破之品又加重正气之虚。仲景用药细致之处常需细细体味，方解其深意。

⑨补扶不忘流通：虚劳病因正气不足，功能下降，从而导致气机失调，因此调理气机在慢性难治性疾病中非常重要，亦是相当多的医生或已忘却的一个方面。另外，补益药易生壅滞，故补益之中佐以理气消导之品常能收到意想不到的补而不滞的效果。方中杏仁、桔梗、大豆黄卷、柴胡、川芎调理气机，使整个方子活泼起来，富有生机。

3. 慢性肾功能衰竭的治疗

在了解慢性肾功能衰竭的病机特点、薯蓣丸的组方规律、大复方功用的基础上，接下来我们再探讨慢性肾功能衰竭的治疗。

目前中医药治疗慢性肾功能衰竭限于单药、单方或分型论治，笔者认为这种思路不符合慢性肾功能衰竭的中医病机，虽可以取得一定的效果，但不能体现中医药治疗慢性肾功能衰竭的特色。慢性肾功能衰竭是难治性疾病，属于中医学虚劳病范畴，符合虚劳病的发生、发展特点；正因为慢性肾功能衰竭病机的复杂性，治疗慢性肾功能衰竭不可能用一个简单的方剂达到治疗效果，所以笔者不赞成分型论治。笔者主张整体微调，虚实同治。其病位的广泛性，除肾脏外，涉及其他四脏，尤与脾肾相关脏器功能密切。治疗中必须重视脾肾、旁及他脏，守中而兼顾四脏；水湿、浊毒、瘀血等病理产物的多样性，必须求助于复方、大复方来解决。治虚应健脾补肾、益气养血，治实应涤痰化饮、排毒活血，使机体失衡状态逐渐恢复到比较好的协调状态，病情才可得到缓解。因薯蓣丸的方证规律与慢性肾功能衰竭的病机特点高度契合，近年来通过对其进行加减应用，在治疗慢性肾功能衰竭方面取得了良好效果。

无独有偶，有作者通过对 236 首中药复方的组方用药分析，得出结论，组方的药类使用频次由高到低依次为补益药（35.7%）、活血化瘀药（18.5%）、清热药（17.0%）、利水渗湿药（10.0%）。这几类药物均包括在薯蓣丸中。单味药使用频次前 10 位的药物依次为黄芪、丹参、茯苓、益母草、大黄、当归、党参、生地黄、泽泻、川芎，使用频率最高的是补益药、活血化瘀药。补益药使用频率：补气药 > 补阳药 > 补血药 > 补阴药。使用频率最高的是补气药，药虽然只有 9 味，但使用次数达 347 次，在最常用的 15 味中药中补气药占 5 味。其次，活血化瘀药使用次数为 323 次，仅次于补气药，在最常用的 15 味中药中占 5 味。研究发现，以补益药为主，活血化瘀药、清热药、利水渗湿药为辅是中医治疗肾纤维化的基本配伍规律。在 236 首抗肾纤维化中药复方中，补益药、活血化瘀药、清热利湿药的使用比例和使用频率最高，其次解表祛风药的使用也是组方中的一大特点。怎样把这些药物有机地结合起来，使之有效地治疗慢性肾功能衰竭，仲景薯蓣丸给了我们很好的答案。因为这些和薯蓣丸的组方规律十分吻合，其组方用药基本涵盖了 236 首中药复方的组方用药特点。我们在临床中使用仲景薯蓣丸治疗慢性肾功能衰竭，取得了很好的疗效，同道不妨一试。

（二）临床实践：加味薯蓣丸的创制与应用

1. 加味薯蓣丸

方药组成：薯蓣 30g，当归、桂枝、神曲、生地黄、大豆黄卷各 10g，甘草 28g，人参 7g，川芎、芍药、白术、麦门冬、杏仁、防风各 6g，柴胡、桔梗、茯苓各 5g，阿胶 7g，干姜 3g，白蔹 2g，大枣 10g，鳖甲 10g。

功能主治：扶正祛邪，攻补兼施，软坚散结。适用于慢性肾功能衰竭及其他慢性复杂性疾病的整体调理。

服用方法：上药水煎服，日 1 剂。亦可为水丸，或颗粒剂，或膏剂。然需久服，功效始佳。

组方依据：薯蓣丸方证规律与慢性肾功能衰竭的病机特点基本一致。薯蓣丸加减治疗慢性肾功能衰竭疗效显著。方中入鳖甲既能引补阴补阳药物入肾经，又能软坚散结，改善肾内微癥瘕积聚，改善肾脏纤维化。

2. 临证应用

加味薯蓣丸治疗慢性肾功能衰竭疗效显著，以之为基础方治疗多种虚损性疾病常能获得满意效果。如本方加软坚抗癌类药，可治疗多种肿瘤；加祛风除湿、散寒止痛类药物，可治疗风湿性关节炎、类风湿关节炎；加宣肺化痰类药，可治疗肺纤维化。

仲景薯蓣丸是治疗慢性病良方，可惜今之为中医者知之寥寥。

五、痛风论治

（一）研究心得：分期治疗痛风病，蠲痹勿忘生薏苡仁

1. 古今痛风，含义不同

一提痛风，老百姓都知道。然而，古人讲的痛风与现代说的痛风有很大的区别。痛风属于中医学的"痹证"范畴。据文献记载，"痛风"一名由金元四大家之一的元代朱丹溪首先提出，《丹溪心法》言痛风为"四肢百节走痛是也，他方谓之白虎历节风证"。在数千年的中医发展过程中，痛风的含义也有很大的变化。概括起来，含义大致有三：一指热痹。如《丹溪心法》曰："痛风而痛有常处，其痛处赤肿灼热，或浑身壮热，此欲成风毒。"二指痛痹。王肯堂所著《证治准绳》一书，是一部集明朝以前医学大成的名著，书中对各种疾病的证候和治法叙述"博而不杂，详而又要"，为历来医家所推崇。其中言："痛痹者，疼痛苦楚，世称为痛风及白虎、飞尸之类是也。"此后，痛风多指痛痹，如《类证治裁》《医门法律·中风门》认为痛风与"痛痹"关系密切。《类证治裁》曰："痛风，痛痹之一症也……至夜更剧。"《医门法律·中风门》曰："痛风，一名白虎历节风，实即痛痹也。"三指古代历节风。如《杂病广要》曰："历节，即行痹、痛痹之属，唐人或谓之白虎病，宋人则联称为白虎历节风，又称之痛风。"明代芮经《杏苑生春·痛风》则把历节风归为痛风之重症，"夫白虎历节者，遍身骨节疼痛，昼静夜剧，如虎啮之，其状肢节如捶，此痛风之甚者也。"《明医指掌》曰："夫痛风者，遍身

骨节走痛是也。古人谓之白虎历节风。"综上所述，古言痛风者，虽有热痹、痛痹、历节风之别，实属痹证之甚，疼痛之较剧者。古之论痛风者多从外感淫邪而论，常居十之八九，亦有从内伤而论者，常居十之一二。古之痛风相当于西医学的风湿性关节炎、类风湿关节炎、系统性红斑狼疮、成人斯蒂尔病、痛风性关节炎、强直性脊柱炎等。

现今所说的痛风，指西医学的痛风性关节炎，即由于嘌呤代谢紊乱和（或）尿酸排泄减少所致的慢性代谢紊乱疾病。临床有以下特点：①急性起病者多，缓慢起病者少。②大多在夜半发作，首先多为下肢关节疼痛，尤以足趾关节疼痛多见，数小时内疼痛加剧，局部肌肤随症状加重而呈红、肿、热、痛，拒按，大关节受侵害时可有水渗出，或有头痛发热。③发病过程中多有足蹈指病变，而跖趾、踝关节、膝关节、肘关节、指腕关节均为易发关节。疾病中后期，随渗出物增加，或形成结石，或渗出乳白色结晶物，导致关节畸形。④男性多于女性，发病年龄趋于年轻化。⑤四季皆发，但以春秋为多。⑥常伴有血尿酸增高。

2. 湿热瘀阻，病机关键

痛风性关节炎的病因非常明确，属内伤所致。此病多因患者平素饮食不节，嗜食肥甘、辛辣酒物，导致生湿生痰，痰生热，热生瘀，诸邪互结，流注关节而成本病。因此，本病病机关键为湿热瘀阻。言其有湿，其因有四：①湿性趋下，故本病病位多在下肢足趾关节；②湿性缠绵，故本病病程较久难愈，反复无常；③本病患者多为男性，多体胖而嗜食肥甘，饮酒过度而体内生湿热之邪；④本病患者舌多胖，苔腻，脉滑，为湿邪之舌脉。言其有热，是因本病患者发病时关节局部多红肿，皮肤发热，有热象之症；言其有瘀是因本病湿邪阻络，瘀滞气血，不通则痛。本病急性期，气滞血瘀，痰湿郁热，郁于关节，灼热红肿，痛不可触；若瘀血凝滞络道日久，阻塞关节可致关节畸形，变生结石；迁延难愈，伤及脾肾，正气虚衰，变生他病。

3. 藤虫苡仁，分期择药

根据本病的病机，临床将本病分为三期，并根据每一期的特点选择有效药物进行论治。

（1）急性期临床特点

急性发病，或病情稳定，但因饮食不慎，病情急性发作。临床可见一个或多个关节红肿热痛，疼痛较剧，或夜间加重。舌质红，苔腻，脉滑。血尿酸增高。

治疗原则：清热利湿，通络止痛。

代表方药：四妙丸合五藤一仙汤加减。苍术 15 ～ 25g，黄柏 10 ～ 20g，牛膝、车前草、鸡血藤、海风藤、络石藤、钩藤各 15g，威灵仙、忍冬藤各 20 ～ 30g。

本期治疗当以清热利湿，通络止痛为主。选药上，重用藤类药物，其因如下：①本病病位多在关节，犹如树木枝条藤节，有取类比象之意。②藤类药物多有祛风湿、通络止痛之功。③藤类药多辛能通，忍冬藤、钩藤性偏凉，故治本病时应重用此二味。诸藤类药物联合应用有很好的止疼作用，缓解症状很快，临床疗效满意。若血尿酸较高，重用忍冬藤 40 ～ 50g，威灵仙 30g，加川草薢 15 ～ 20g，有很好的降血尿酸作用。关节疼痛严重时，可加用虫类药止痛。

（2）缓解期临床特点

病情相对稳定，关节时有疼痛，或见肿胀病久关节畸形。血尿酸增高。关节可见渗出物增加，或形成结石，或渗出乳白色结晶物。伴神疲乏力，纳差腹胀，腰酸腿软等。舌体胖大，质暗或见发青，苔腻，脉滑，或弦涩。

治疗原则：健脾利湿，养血通络。

代表方药：二妙丸合八珍汤加减。苍术 15 ～ 25g，黄柏 10 ～ 20g，生薏苡仁 30 ～ 120g，当归 30g，白芍 30g，川芎、党参、茯苓、白术各 10g，黄芪 30g，全虫 5 ～ 10g，蜈蚣 2 条，淫羊藿、补骨脂、菟丝子、枸杞子各 10 ～ 30g。

本期患者常可见虚实夹杂的表现，既有邪实所致的痰湿疼痛，又有脾肾亏损所致的腹胀、腰酸等。治疗当标本兼顾，虚实同治。本病病久关节畸形，邪入络脉，加用虫类药，既可搜剔祛邪外出，又可通络止痛；重用生薏苡仁，既可健脾，又可利湿。合治湿痹，筋脉拘挛，屈伸不利。

（3）虚损期临床特点

病情迁延日久，临床以脏器虚损为主要表现。此期关节病变以多关节疼痛、结石、功能受限为特点。其疼痛可轻可重，多发关节结石，或破溃渗出，或肿大畸形，导致关节功能受限，失于运动。

治疗原则：补虚为主，兼以止痛。

代表方药：仲景薯蓣丸加减。山药 30g，当归、白芍各 15g，川芎、熟地黄、党参、茯苓、白术、防风、阿胶各 10g，柴胡、羌活、独活各 15g。

娄高峰的《娄多峰论治风湿病》中论述："正虚痹，多见于风湿病经久不愈，因劳反复发作，或年老体弱、产后、久病患者。临床辨证以虚寒、虚热为纲，气血阴阳及脏腑亏虚为目。"此期患者实属娄多峰老中医所述的"正虚痹"，治疗以调养为主，通络止痛峻猛之品当慎用。

（二）临床实践：降尿酸，消结石，重用生薏苡仁

生薏苡仁，能降尿酸，消肢体痛风石，是治疗痛风石难得的一味好药。

薏苡仁，始载于《神农本草经》，为姜科植物薏苡的成熟果实。主要产于广东、广西、云南、福建等地。有健脾渗湿、利水通淋、清热排脓、除痹抗癌之功效。主治水肿湿痹，脚气疝气，泄痢热淋，又可治疗脏腑内痈，还可辅助抗癌。

高尿酸、痛风石是与饮食密切相关的代谢性疾病。其形成与机体脾胃功能低下，湿浊沉积有关。薏苡仁，味甘淡，性微寒；归脾、胃、肺经，为淡渗之品。既能除风湿、利水湿、止痹痛、缓拘挛，又可顾护中焦、健脾运湿。薏苡仁因其既能健脾又能除湿，且除湿排毒之力胜于健脾之功，广泛用于现今代谢性、免疫性疾病，包括痛风、糖尿病、结缔组织病（尤其各种关节炎）、肿瘤等。正如《本草纲目》所言："薏苡仁属土，阳明药也，故能健脾益胃。虚则补其母……筋骨之病，以治阳明为本，故拘挛筋急、风痹者用之。"《本草新编》亦云："薏仁最善利水，又不损耗真阴之气。凡湿盛在下身者，最宜用之。视病之轻重，准用

药之多寡，则阴阳不伤，而湿病易去……故凡遇水湿之症，用薏仁一、二两为君，而佐之健脾去湿之味，未有不速于奏效者也。倘薄其气味之平和而轻用之，无益也。"

薏苡仁降尿酸，除结石，对剂量有明显的量效关系，且以生用为要。从临床应用来看，一般用量在 90g 以上为佳。可伍川萆薢、威灵仙以加强降尿酸、消痛风石效果。

六、膜性肾病

（一）研究心得：六法并治膜肾病，芪地固肾是效方

膜性肾病（membranous nephropathy，MN）是成人肾病综合征常见的病理类型之一。西医采用激素和免疫抑制治疗 MN，不少患者疗效不理想，并且有不同程度的药物不良反应。MN 临床表现以蛋白尿、水肿为特征，属中医学"水肿""尿浊"等范畴，中医治疗 MN 具有西药不可比拟的优势。

1. 病因病机

膜性肾病的病机当分虚实。虚证主要是由于肾精亏损、脾气虚弱所致，而实证则与水湿、湿热、血瘀有关。一般对本病的认识，以实（水肿）为主，实则以虚（蛋白尿）为本，不虚则无实。

（1）膜性肾病的虚证病机

本病虚证在于肾精亏损（精微物质——蛋白质大量丢失），脾气虚弱。大量蛋白尿是本病发生、发展的关键，低蛋白血症、

高脂血症、血液高凝状态等均次生于大量蛋白尿。因此本病的关键应着眼于治疗大量蛋白尿。

中医学无"蛋白尿"之说，根据中医理论，"蛋白质"属中医学的"精微物质"。中医学认为"肾藏精"，"蛋白尿"可以理解为"肾精下泄"，蛋白尿日久会加重肾精亏虚。肾精是人体生命的原动力，是人体赖以生存、运动的物质基础，《素问》云："精者，身之本也。""肾者，主蛰，封藏之本，精之处也。"从理论上讲，蛋白尿是膜性肾病肾精不足，失其封藏的结果；从临床上讲，膜性肾病患者舌质红，长期使用激素类物质后舌质红加重，或舌质由淡转红。多数患者伴有腰酸肢软、五心烦热、口干喜饮等肾精不足的临床表现。

白蛋白是人体重要的精微物质。大量蛋白尿会导致血中白蛋白降低，进而引起患者神疲乏力、腹胀纳差等脾气虚弱的症状。脾气虚弱，不能升清，使肾精下泄；肾精下泄，血中精微物质丢失，又会使脾气更虚，难以升清。如此恶性循环，病情缠绵，难以治愈。因此肾精亏虚、脾气虚弱是膜性肾病的虚证病机。

（2）膜性肾病的实证病机

因出现大量蛋白尿，导致血中白蛋白减少，血中胶体渗透压降低，血液外渗溢于肌肤而形成水肿，甚则出现胸水、腹水等。中医学认为，此由脾气虚弱，失于运化，水液外渗所致，此为本病的水湿病机；由于血中水湿外渗，血液浓缩，出现高脂血症、血液黏稠度增加，形成瘀血、血栓，此为膜性肾病的瘀血病机。值得注意的是，此病的瘀血病机常常缺乏典型的临床表现，如面色黧黑、肌肤甲错、舌质紫暗等，只能结合西医学和微观辨证来实现，尤其在疾病早期更是如此。由于湿邪、瘀血的存在，日久湿瘀皆可生热，加之长期应用激素类药物——纯阳之品，易生内热，热与湿合，形成膜性肾病的湿热病机。因此水湿、湿热、血瘀构成了膜性肾病的实证病机。

综上所述，原发性肾病综合征膜性肾病，其中医病机是以虚为本，以实为标，虚实病机贯穿本病始终。

2. 治法用药

（1）关于蛋白尿

大量蛋白尿是膜性肾病进展的关键，消除大量蛋白尿是治疗本病的重中之重。大量蛋白尿当以固涩和填补法治之。固涩以治其标，目的是使蛋白流失减少。临床实践证明，有一定的效果。药可选芡实、金樱子、益智仁等，此为固法。填补法宗《内经》"精不足者，补之以味"之论。膜性肾病以肾精亏虚为本，宜以厚味重剂为治。药选生地黄、熟地黄，他如山萸肉、山药等，此为补法。

（2）关于水肿

膜性肾病之水肿，与大量蛋白尿导致血中白蛋白降低，使水液外渗有关。临床除水肿表现外，尚有神疲乏力、纳差腹胀等脾气虚弱之症。治疗当益气利水消肿。首选药物非生黄芪莫属，他药如茯苓、白术、泽泻、车前子等。生黄芪，一药而两用，既益气又利水，但要取其利水之用非重用不可。个人经验，生黄芪90g以上，个别情况需用至200g左右。不管健脾益气还是利水消肿，此皆为培土之法。

水肿之治，宣肺亦很重要。宣肺乃下病治上，提壶揭盖之意。在临床，不管有无表证均可用之，且常能获得意想不到的效果。治上之药，首选荆芥、生麻黄等，但量需轻剂。吴鞠通言："治上焦如羽，非轻不举。"荆芥量重，则显他效，赵绍琴教授用之颇有心得。风药宣肺利水，此为宣法。

（3）关于湿热

水湿之形成，如前所述。至于热邪，一则久湿内蕴易生湿热，二则与大量使用激素类药物有关。激素类药物易生火热，且易伤阴。患者久服，易生烦躁口干、多食易饥、五心烦热等症。湿与热合，如油与面，难以分别，终致本病缠绵难愈。清热利湿，不可或缺，首选白花蛇舌草、土茯苓之属。此为清法。

（4）关于瘀血

膜性肾病之瘀血是继发于大量蛋白尿之后，且病机隐匿，非现代医学检查结果，往往不为人知。高脂血症、血液的高凝状态，常常导致血栓类并发症的发生。现代医学经抗凝或使用活血化瘀类中药治疗常常能够避免这种情况的发生。故活血化瘀之法亦必不可少。首选药物，如丹参。他药如当归、赤芍、益母草等。此为通法。

从膜性肾病的发生、发展来看，本病为虚实同病，虚实病机贯穿疾病的整个过程。本病的治疗，应培、补、固、宣、清、通六法并治。临床实践证明，六法并治，临床效果显著。

（二）临床实践：芪地固肾方的创制与应用

1. 芪地固肾方

方药组成： 黄芪 30 ～ 150g，生地黄 10 ～ 30g，芡实 10 ～

30g，荆芥 10g，白花蛇舌草 10 ～ 30g，丹参 10 ～ 20g。

功能主治：培补脾肾，益气养阴，利湿活血。适用于脾肾不足、气阴两虚、水湿瘀络所致的水肿、腰痛、头晕、神疲乏力。适用于各种急、慢性肾炎，肾病综合征所致的以气阴两虚为主，湿浊瘀阻证的蛋白尿、水肿。

服用方法：上药水煎服，日 1 剂。取效后改丸药。

组方依据：特发性膜性肾病的临床特点为水肿、大量蛋白尿。基于对特发性膜性肾病病机的认识，对本病的治疗，我们提出培、补、固、宣、清、通六法并治，即"培补固宣清通法"。根据多年经验自拟芪地固肾方，治疗特发性膜性肾病疗效满意。方中黄芪培土制水，生地黄补肾填精，共为君药；臣以芡实，固摄精微，与黄芪、生地黄同治蛋白尿；佐以白花蛇舌草清热利湿，丹参通利血脉；使以荆芥宣肺，以利气机，下病治上。诸药相合，符合原发性肾病综合征膜性肾病的病机特点，临床使用疗效显著。

2.临证应用

此方不仅治疗原发性肾病综合征膜性肾病效果显著，而且治疗其他肾病如过敏性紫癜性肾炎、血管炎等所致蛋白尿，效果亦佳。临证使用时，若水肿重，重用黄芪 120 ～ 250g，不必加用其他利尿药（包括西药利尿药），消肿作用明显。舌质红，不论舌苔腻或不腻，生地黄均可使用；舌红较重，可加大生地黄用量。荆芥不必量大，风药轻用走上焦，宣肺畅下，起提壶揭盖之用。瘀血明显，可合桂枝茯苓丸。芡实不可或缺，与黄芪、生地黄共用，对蛋白尿有标本兼治之功；且其固涩肾精之功对减少蛋白泄漏有很好效果。湿热明显，可加大白花蛇舌草用量，或合并土茯苓一起使用。

七、糖尿病

（一）研究心得：消渴并非糖尿病，病机复杂有湿热

在很长一段时间，中医界总以阴虚燥热为消渴病机。然而改革开放后，随着国人的生活条件和生活方式的变化，糖尿病发病率逐年升高，发病年龄也越来越低。因此，阴虚燥热已不能代表糖尿病的主流病机。为了更准确地理解糖尿病的病机，我们梳理了历代医家对消渴病机的认识，并结合现代研究对 2 型糖尿病主要病机观点的再认识。最终，我们在 2003 年提出了糖尿病的湿热病机。

西医学的糖尿病属中医学"消渴"范畴，但中医学之消渴不仅仅指西医学的糖尿病，两者没有一对一的对应关系。中医学之消渴还包括西医学的甲状腺功能亢进症、尿崩症等。正因为如此，中医学论述消渴的病机学说虽然很多，但不完全适用于西医学的糖尿病。又由于糖尿病"常始于微而成于著"，在西医学传入我国并没有相应的糖尿病的检测手段，古人观察到的糖尿病患者多在糖尿病的中、晚期，不可能观察到糖尿病的发生、发展的全过程。所以传统医学对糖尿病病机的认识存在局限性，有必要对糖尿病的中医学认识做以深入探讨。

经多年临床观察，我们发现湿热是初发 2 型糖尿病患者中一个非常重要的病机，值得进一步思考与研究。

1. 历代医家对消渴病机的认识

（1）肾虚论

此论最早见于张仲景的《金匮要略·消渴小便不利淋病脉证并治》，其中云："男子消渴，小便反多，以饮一斗，小便一斗，肾气丸主之。"虽未明确指出由肾虚而致，但从其所治之方药来看，皆为治肾之品，至今仍有很大的临床意义。此后持此观点的著名医家有隋代的巢元方，宋代的陈无择，明代的孙文奎、赵献可、张景岳，清代的喻嘉言、张璐、陈士铎等。如清·陈士铎云："消渴之症，虽分上、中、下，而肾虚以致渴，则无不同也。"并言："消渴之症虽有上中下之分，其实皆肾水之不足也。"强调肾阴之不足。宋·陈无择云："消渴属肾，盛壮之时，不自谨慎，快情纵欲，极意房中。年长肾虚，多服丹石，真气既丧，石气孤立，唇口干焦，精溢自泄，不饮而利。"近现代医家亦非常重视肾虚在消渴中的发生机制。

（2）火热论

持心火论者，《内经》言之最早。《素问·气交变大论》云："岁水太过，寒气流行，邪害心火。民病……渴而妄冒。"《素问·气厥论》云："心移热于肺，传为膈消。"《灵枢·五变》云："其心刚，刚则多怒，怒则气上逆，胸中畜积，血气逆留，䐃皮充肌，血脉不行，转而为热，热则消肌肤，故为消瘅。"皆言心火盛则可致消渴。清·潘楫云："夫心火甚于上，为膈膜之消；甚于中，为肠胃之消；甚于下，为膏液之消；甚于外，为肌肉之消。上甚不已，则消及于肺；中甚不已，则消及于脾；下甚不已，则消及于肝肾。外甚不已，则消及于筋骨。四脏皆消尽，则心始自焚而死矣。故知消渴一证，调之而不下，则小润小濡，固不能杀炎上之势。下之而不调，亦旋饮旋消，终不能沃膈膜之干。下之调之，而不减滋味，不戒嗜欲，不节喜怒，则病已而复作。"对心火在消渴中的发生机制做了详细论述。有些医家虽主心火论，但独言上消。如清代陈士铎在《辨证奇闻》中云："肺消，夫肺属金，金宜清肃，何火炽如此？盖心火刑之也。肺为心火所刑，则肺金干燥。"明代戴思恭、清代高鼓峰皆持此观点。而金代张从正则明确指出："三消之说当从火断。"并从物象比类的角度予以简述，云："八卦之中，离能烜物；五行之中，惟火能焚物；六气之中，惟火能消物。故火之为用，燔木则消而为炭，焚土则消而为伏龙肝……故《素问》有消瘅、消中、消渴、风消、膈消、肺消之说。消之证不同，归之火则一也。"又言："消者必渴。渴亦有三：有甘之渴，有石之渴，有火燥之渴。"所言之"火"则不独指"心火"。

（3）阴虚燥热论

阴虚燥热论是朱丹溪、孙志宏等医家的观点。朱丹溪云："三消之疾，燥热伤阴。"又言："人惟淫欲恣情，酒面无节，酷嗜炙煿糟藏，咸酸酢醯，甘肥腥膻之属，复以丹砂玉石济其私，于是炎火上熏，腑脏生热。燥炽盛，津液干，焦渴，饮水浆而不能自禁。"《简明医彀》云："经曰：多食肥，令人内热。恣食肥甘炙爆咸物及醉饱入房，斫丧伤肾。或大病阴虚，或过劳血耗，所因多种，燥热则一。"近现代医家持此观点者为数亦不少。

（4）瘀血论

明确提出并详述瘀血致消渴者为唐容川的《血证论》，原文言："瘀血在里则口渴。所以然者，血与气本不相离，内有瘀血，故气不得通，不能载水津上升，是以发渴，名曰血渴。瘀血去则不渴矣。"但历代尚无用活血化瘀法治疗消渴的记载。受此启发，近年来国内医家如祝谌予等从瘀血论出发采用活血化瘀法治疗糖尿病，取得令人可喜的成果。

（5）气虚论

气虚论首见于近代名医张锡纯。他在《医学衷中参西录》中记述："消渴之证，多由于元气不升。""胸中大气下陷，中气亦随之下陷。"故治消渴，张氏喜用升补气分之药，如黄芪、生山药、葛根，并创制治消渴之名方"玉液汤"。近代名医施今墨先生继承了他的气虚说，并指出："血糖者，饮食所化之精微也。若脾失健运，血中之精就不能输布脏腑、营养四肢，积蓄过多则随小便漏泄至体外矣。"又云："糖尿病者，气虚之证的出现，系因脾失健运，精气不升，生化无源之故耳。"并指出："三消之表现，仅为糖尿病的一个方面，不容忽视的是：糖尿病患者，大多具有神疲气短、不耐劳累、虚胖无力或日渐消瘦等正气虚弱的征象。"临床重健脾益气，喜用黄芪、山药。经临床实践及实验研究证实，二药协用有降低尿糖之效。

（6）血中伏火论

血中伏火论由李东垣提出，但历来不被医家所重视。《脉因证治》云："足阳明主血，热则消谷善饥，血中伏火，乃血不足也。此皆津血不足而热也。"《兰室秘藏》曰："结者，津液不足，结而不润，皆燥热为病也。"此因数食甘美，而多肥，故其气上溢，转为消渴。李东垣之论实为血不足 → 血中伏火 → 血热 →

消谷善饥 → 消渴。血中伏火正是消渴患者中晚期所发生诸多并发症的病理基础。血热则生瘀，瘀血必夹热。大量的临床实践及近年来对糖尿病血瘀证的研究，不断地印证了这一观点的正确性。

（7）始于胃而极于肺肾

明代之前多言消渴自心肺而极胃肾，当然明代以后亦有人从此论，如前述"火热论"中引清代潘楫之说。清代喻昌则明确指出："消渴之，常始于微而成于著，始于胃而极于肺肾。"这一观点至现在基本为众医家所接受。喻氏指出："久之食饮，酿成内热。津液于涸，求济于水。然水入尚能消之也，愈消愈渴，其膏粱愈无已，而中消之病遂成矣……上消者，胃以其热上输于肺，而子受母累；心复以其热移之于肺，而金受火刑。金者，生水而出高源者也……至于胃以其热由关门下传于肾，肾或以石药耗其真、女色竭其精者，阳强于外，阴不内守，而小溲浑浊如膏，饮一溲一，肾消之证成矣。"现今看来，言消渴始于胃而极于肺肾者多言今之2型糖尿病，言消渴始于心肺而极于胃肾者多言今之甲状腺功能亢进症。

2. 对2型糖尿病主要病机观点的再认识

总结近年来对2型糖尿病病机研究的成果，其主要观点有：①瘀血病机。②阴虚燥热病机。③湿热病机。④肾虚病机。⑤脾气虚病机。⑥从肝论治。⑦从肺论治。诸多观点都从不同角度、不同层面揭示了2型糖尿病病机的本质，有一定的临床意义。目前临床以瘀血病机、阴虚燥热病机、肾虚病机为主要观点，湿热病机观点，也逐渐被广大医家所认识和重视，并在临床上有一定的指导意义。现就本病各主要病机观点，谈一谈自己的认识。

（1）对瘀血病机的再认识

唐容川在《血证论》中言："瘀血在里则口渴……内有瘀血，故气不得通，不能载水津上升，是以发渴，名曰血渴，瘀血去则不渴矣。"但文献中尚无活血化瘀法治消渴的记载。

近代祝谌予先生提出了2型糖尿病的"瘀血学说"。他认为本病患者舌象多暗红、暗淡、紫暗，或瘀点瘀斑，舌下静脉曲张，符合瘀血表现。同时提出糖尿病瘀血型辨证的指标为面有瘀斑，上下肢痛，心前区痛，半身不遂，月经血块多，舌暗有瘀斑，舌下静脉青紫或怒张。凡具备以上三项者，即可诊断为瘀血型。翁维良等从血液流变学及微循环角度进行了研究，进一步佐证了该学说。在瘀血学说的指导下，有医家采用补阳还五汤、血府逐瘀汤等治疗本病均取得了较好的疗效。目前，对2型糖尿病瘀血学说的认识有两种观点：①认为糖尿病的病理以瘀血为主，它不仅在病程后期存在，而且在早中期也同样存在，只是程度尚轻，采用中医传统四诊难以确定。即瘀血贯穿在糖尿病的整个过程；并认为2型糖尿病应归属于瘀血性疾病，治疗应以活血化瘀为主。②认为糖尿病瘀血证仅仅是辨证论治的一个证型，活血化瘀法不能通治2型糖尿病。

个人认为：2型糖尿病瘀血学说的提出有其临床依据与治疗价值，活血化瘀法也确能提高疗效，但不可盲目地夸大其作用和病机存在的阶段性。经系统观察可知，糖尿病早期以湿热病机为主者居多，中、晚期才兼见舌暗淡、淡紫等瘀血表现。所以笔者认为，2 型糖尿病瘀血见症是糖尿病发展过程中的一个兼证，在中、晚期，尤其是晚期表现明显，而在早期则少见。因此"瘀血贯穿在 2 型糖尿病的整个过程"的说法是不符合临床实际的。

（2）对阴虚燥热病机的再认识

阴虚燥热学说是 2 型糖尿病的主要病机。笔者认为，此学说的形成可能与魏晋至南北朝时期盛行服食丹药、追求长生不老之风有关。在古代，丹药中多有硫黄火热之品，久服则燥热伤阴而成消渴；但现在已鲜有服用者。亦有医家认为阴虚燥热是由淫欲恣情、饮食肥甘所致。

个人认为：此学说与 2 型糖尿病发病的临床实际不符。目前关于 2 型糖尿病发病因素的认识，比较公认的观点是，肥胖和饮酒是 2 型糖尿病发病的高危因素。中医学认为，胖人多痰湿，饮酒生痰热，所以湿热才是糖尿病的主要病机。临床观察发现，2 型糖尿病患者早期舌象以舌胖苔腻多见，很少见舌红绛、少苔等阴虚表现。所以 2 型糖尿病的阴虚燥热学说并无临床基础。相反，患者常表现为形体肥胖、体倦肢困、胸膈痞满、大便溏滞、舌苔腻、脉濡等湿浊内聚的症状，往往通过体检才发现血糖升高。患者只有到 2 型糖尿病的中后期才会出现舌红绛、脉细等阴虚表现，其机理更符合湿热伤阴的情况。因此，笔者认为，阴虚燥热并不是 2 型糖尿病的基本病机，而湿热伤阴更能解释临床实际。

（3）对肾虚病机的认识

自张仲景提出"消渴，小便反多，以饮一斗，小便一斗，肾气丸主之"之后，历代医家把肾虚致消渴作为主要病机之一。近现代医家亦非常重视肾虚在 2 型糖尿病中的作用，甚至有人认为禀赋阴虚是 2 型糖尿病的实质，是导致糖尿病发生、发展的内在因素，并贯穿本病的始终。

个人认为：在 2 型糖尿病以老年人为高发人群的情况下，肾虚观点也许符合临床实际，但近年来本病的发病率越来越高，尤其是发病年龄越来越年轻化，甚至有报道儿童的发病率亦在大幅度上升，难道年轻人患糖尿病都是因禀赋肾虚而致？此等观点有商讨之必要。固然肾虚与否不能以年龄大小而论，但从生理上讲，毕竟肾虚患者年老者多，年轻者少。大范围调查已得出结论：肥胖与饮酒是 2 型糖尿病发病的高危因素。肥胖的原因是近年来随着我国经济发展，饮食质和量均有所提高，加之运动减少所造成的。肥胖生痰湿、饮酒生内热，故 2 型糖尿病发病的主要病机为湿热，而不是肾虚。临床观察发现，2 型糖尿病的肾虚病机通常出现在本病的中后期，多由湿热伤肾、阴阳不足而致。

（4）对脾气虚病机的再认识

气虚病机由张锡纯首次提出，并创制治了消渴名方玉液汤。近代名医施今墨继承了他的学说，临床重健脾益气，喜用黄芪、山药。

个人认为：2 型糖尿病患者发病多因饮食肥甘，又失于运动，痰湿内生，困脾伤胃，中焦气机受遏，升降失和，才致津不上承而见口渴；脾气下陷，清浊相混而下，故见尿频、尿甜；日久湿浊化热，热则伤气耗津，机体失荣，故渐见消瘦、神疲、多食易饥等症。在临床上脾气虚与湿浊、湿热常常互见，并多出现在 2

型糖尿病的早期、中期，甚至在晚期仍有湿浊、湿热病机的存在。所以只谈脾气虚不谈湿邪的存在不符合 2 型糖尿病发病的客观事实，而且在 2 型糖尿病的发病中，是先有湿热、湿邪困脾，阻遏气机，后才见脾气虚之表现。

（5）关于湿热病机

关于 2 型糖尿病的湿热病机，作者已有专门论述，在此再补充一点。

西医学认为，2 型糖尿病的发病机制主要是在基因缺陷基础上，存在胰岛素抵抗和胰岛素分泌障碍两个环节。其发病过程可以分为三个阶段：第一阶段，有胰岛素抵抗和高胰岛素血症，血浆葡萄糖水平仍能维持正常。第二阶段，胰岛素抵抗加重，虽有高胰岛素血症，但受体对胰岛素的敏感性降低，形成恶性循环。故此期仍出现餐后高血糖。第三阶段，胰岛素抵抗仍存在，但胰岛素分泌降低，导致空腹高血糖。由此可以看出，胰岛素抵抗贯穿于 2 型糖尿病发病的全过程。

根据笔者多年的临床观察，湿热之邪亦贯穿于糖尿病的全过程。这符合湿邪黏腻、缠绵难愈的致病特点。胰岛素抵抗与中医湿热病机之间肯定存在着某种对应的关系，有待今后进一步研究。

至于 2 型糖尿病患者从肺、从肝论治，因非主流病机，故在此不予探讨。

3. 湿热在糖尿病发病中的作用

早在 2003 年，笔者已观察到糖尿病湿热病机的种种临床证据，经验证符合临床实际，至今已被医界广泛认可。

（1）糖尿病病因与湿热病机

据糖尿病流行病学统计和历代医家对糖尿病病因的认识，认为引起糖尿病发病的主要因素有肥胖、饮酒、情绪因素、服食丹药及其他因素。笔者认为，肥胖与饮酒是糖尿病最主要的两大危险因素，也是糖尿病湿热病机形成的主要因素。

①肥胖与湿热：国内外资料显示，随着经济的发展，生活富裕了，饮食改善了，但科学饮食没有及时跟上，加上体力活动减少，导致肥胖人群增加，糖尿病的发病率随之增加。饮食的改善应关注"质"的提高，但现代饮食中多了肥美甘甜之品，导致痰湿潴留，日久化热，体态肥胖而引发糖尿病。正如明代张景岳所言："消渴病，其为病之肇端，皆膏粱肥甘之变，酒色劳伤之过，皆富贵人病之而贫贱者少有也。"多食肥甘之人"肥者令人内热，甘者令人中满，故其气上溢，转为消渴（《素问·奇病论》）。"皆揭示了饮食肥甘，体力活动减少，可致肥胖，进而导致糖尿病湿热证的发生。

②饮酒与湿热：近年来，青年糖尿病患者的发病率越来越高。关于饮酒导致糖尿病的发生，《千金要方》论述颇详。其中言："凡积久饮酒，未有不成消渴者。然则大寒凝海而酒不冻，明其酒性酷热，物无以加，脯炙盐咸，此味酒客多嗜不离其口，三觞之后，制不由己，饮啖无度……遂使三焦猛炙，五脏干燥，木石犹且焦枯，在人何能不渴。"现代研究认为，饮酒能导致肥胖，降低肝糖原的合成；饮酒能导致急性、慢性或复发性胰腺炎的发生；长期饮酒还能引起铬和锌的缺乏，从而导致糖尿病的发生。临床研究证实，长期饮酒，积痰生热，此等人闻其声则重如

瓮，听其音则哑如嘶。这些皆揭示长了期饮酒导致糖尿病发生的湿热病机。

③其他：历代医家在讨论消渴时提到的精神因素，其实更符合西医学的甲状腺功能亢进症。在糖尿病的发病中，精神因素亦有，但不是主要因素。另外，我国历史上曾盛行服食丹药以寻求长生不老，尤其在魏晋南北朝时期。这些丹药多含硫黄等火热之品，久服则燥热伤阴而成消渴，现今已很少有人服用。但消渴的基本病机——阴虚燥热论的形成则与历史上的丹药使用确实有密切关系。

（2）糖尿病的外候与湿热病机

中医学治疗强调四诊合参、辨证论治，绝非口干渴就必为阴虚，神疲乏力定为气虚。而四诊之中，舌诊最为客观地反映疾病的病理本质，受人为因素的影响较少。笔者近十年来通过观察大量的临床病例发现：①绝大多数 2 型糖尿病患者早、中、晚期的舌淡胖、苔多腻，有薄腻、厚腻、滑腻、白腻、黄腻之分。脉多弦滑、滑、濡。中、后期才夹有舌质红、红绛、质暗，或有瘀斑，脉夹细、滑细、尺弱等阴虚、血瘀、肾虚等表现。早期刚发现有症状，或通过化验才知道自己有糖尿病的患者，其舌象以舌胖苔腻多见，很少有舌红、红绛等。②曾观察到数例 2 型糖尿病患者出现双目失明、双下肢水肿（合并糖尿病肾病），其舌象表现为淡胖舌，舌苔一半是白腻，一半是黄腻，从舌中线很清晰地分开。③有糖尿病家族史的患者，其发病往往症状不典型。或体检时，或以他病就诊时，查血糖很高，多数在 10mmol/L 以上，年龄偏轻，舌呈淡胖，有的还有齿痕，其舌苔多呈白腻、黄腻、厚腻，甚或滑腻。故从舌象来看，湿热不仅是糖尿病的始动因素，而且贯穿于糖尿病的全过程。

4. 临床效验与湿热病机

（1）糖尿病的治疗。著名医家施今墨先生的降糖药对——苍术与玄参，在临床应用效果极佳，本人亦常用之，且用量有时均可达 25 ～ 30g。传统中医对糖尿病的病机认识强调阴虚为本，燥热为标。苍术苦燥伤阴不宜，玄参苦寒太凉似过，当用甘寒养阴为宜。两药配伍似与病机不合，而我认为二药相伍，苦燥咸寒，清热燥湿，正切合糖尿病湿热病机。我在临床治疗本病，苍术、玄参为必用之品，视湿热之轻重而决定用量，取得了满意效果。世人皆知施今墨先生于糖尿病之论有气虚说，却不知施先生早已实践 2 型糖尿病之湿热说。

（2）近年来，清热燥湿方药的研究越来越多，药理研究证实，其有明显的降低血糖作用。如黄连、黄芩、生石膏、苍术、玄参等。

（3）运用清热化湿法、芳香化湿法治疗糖尿病能明显提高疗效。近几年报道也越来越多，证明糖尿病的湿热病机引起了大家的重视。

从以上论述中我们不难得出这样的结论：饮食的改善、活动的减少→肥胖→湿热→糖尿病。糖尿病高发于肥胖人群、生活富裕人群。无论从病因、临床表现都说明了湿热是糖尿病的始动因素，是糖尿病发病的基本病机。湿热贯穿在糖尿病的始终。

综上所述，个人认为，尽管在 2 型糖尿病的病机认识上有多种观点，且从不同层面、不同阶段揭示了其本质，对临床有很好的指导价值，但从临床客观实际出发，并借助西医学的检查方法，我们不难看出，2 型糖尿病实质上属于脾胃病，属于饮食所伤之湿温病。湿热是糖尿病发病的基本病机，且贯穿于2 型糖尿病的全过程。其发病规律为：饮食所伤＋运动减少导致湿热内生。早期病机以湿热内生，阻遏气机，脾气虚弱为主；中期病机以湿热、气虚、阴虚、瘀血为主；晚期则出现气虚、阴虚、肾虚、湿浊、湿热、瘀血等多种病机交错，从而变生诸症。按此病机的认识，对于 2 型糖尿病患者应当在早期予以醒脾益气、化湿清热之法；中期佐以养阴活血之法；晚期则依据气虚、阴虚、肾虚、湿浊、湿热、瘀血诸证之孰轻孰重，从而采取对证治疗。

（二）临床实践：黄芪桂枝茯苓汤的创制与应用

1. 黄芪桂枝茯苓汤

方药组成： 黄芪 60g，桂枝 15g，芍药 15g，生姜 10g，大枣 10g，桃仁 15g，赤芍 15g，茯苓 15g，牡丹皮 15g。

功能主治： 益气温经，和血通痹。主治糖尿病及其并发症，适用于气虚血瘀所致的四肢麻木、自汗、浮肿。

服用方法： 水煎服，日 1 剂。或取免煎颗粒剂，开水融化后冲服。

组方依据： 黄芪桂枝茯苓汤是由黄芪桂枝五物和桂枝茯苓丸两方组成。黄芪、芍药、大枣益气养血，桃仁、赤芍、牡丹皮活血祛瘀，生姜、桂枝散寒通脉。尤在泾说："黄芪桂枝五物，和荣之滞，助卫之行。"在糖尿病周围神经病变中黄芪桂枝五物汤应用颇多；桂枝茯苓丸通络消癥，有助于改善糖尿病微血管病变，常用于糖尿病肾病中。

2.临证应用

此方不仅适用于糖尿病周围神经病变，合芪地固肾方常用于糖尿病肾病的治疗，可以减少尿蛋白，改善肾功能。常配活血通络之品，如鸡血藤、当归、桃仁、红花、川芎等；寒甚，加细辛、川乌、附子。

一、特发性水肿验案

特发性水肿，也叫周期性特发性水肿、水钠潴留综合征及体位性水肿。是指病因不明，以体重增加及全身或局部浮肿为特征的一组临床综合征。发病机制至今不清。毛细血管通透性增加、激素的使用、对体位变化的异常反应及饮食等与特发性水肿的发病密切相关。诊断特发性水肿，是一个排他性诊断过程，必须排除引起水钠潴留的已知病因，如心脏、肝脏、肾脏、内分泌等疾病，以及药物性水肿后才能诊断本病。由于周期性特发性水肿的发病机制仍未明确，且诊断标准十分严格，因而给治疗带来很大的困难。

中医学的辨证论治在本病的治疗上显示了很好的疗效。以下列举多年来诊治特发性水肿罕见的临床病例，疗效显著，希望有助于读者。

（一）单侧眼睑久浮肿，久病生瘀是病机

罗某，男，45 岁。2016 年 7 月 26 日就诊。

间断性右侧眼睑浮肿 11 年余。11 年前患者因饮酒过多出现右眼睑浮肿，呈间断性发作。常在饮酒后第二天出现眼睑浮肿，伴眼睑皮肤发红，无瘙痒、疼痛，无四肢水肿。因此病行多种检查，如头颅 CT、甲状腺功能等，均正常。平素怕热，汗多，无恶风，纳、休可，二便调。舌红，苔薄白，脉滑。无心脏病、肝病、肾病病史。诊断为特发性水肿。证属水湿上泛。用分利水湿之法。处方：浮萍 30g，连翘 30g，川黄柏 15g，黄连 15g，黄芩 15g，干姜 10g，猪苓 15g，茯苓 15g，泽泻 20g。

2016 年 8 月 2 日二诊：诉眼睑浮肿无明显改善，舌暗红，苔薄白，脉滑。弃上方。予五皮饮合桂枝茯苓丸加减。茯苓皮 15g，五加皮 15g，大腹皮 15g，陈皮 10g，桂枝 10g，生白芍 10g，猪苓 15g，茯苓 15g，泽泻 15g，桃仁 15g，赤芍 15g，丹皮 15g。

2016 年 8 月 30 日三诊：眼睑浮肿仍无变化。考虑患者眼睑浮肿时间长，病久必瘀，但其病仍在表，遂予生地黄 30g，当归 30g，川芎 10g，赤芍 10g，桂枝 15g，生白芍 15g，何首乌 15g，白蒺藜 15g，威灵仙 20g，桃仁 10g，红花 10g，乌梢蛇 10g，猪苓 15g，茯苓 15g，泽泻 20g。

2016 年 9 月 20 日四诊：患者诉眼睑浮肿减轻，上方加生麻黄 10g，生石膏 30g。1 个月后电话随访，患者眼睑浮肿未再复发。

按语：唐容川对于疑难怪病，认为"一切不治之证，总由不善祛瘀之故"。患者病程长达 11 年，虽然其病仍在表，但久病生瘀滞。方中桂枝汤疏散在表之邪，桃红四物汤祛瘀生新、乌梢蛇、威灵仙、定风丹直达病所，猪苓、茯苓、泽泻利水渗湿，麻黄、石膏宣肺利水，使水湿之邪有路可出，故有如此良效。

（二）左侧颜面水肿风，桂枝加葛收全功

张某，女，50 岁。2013 年 3 月 10 日就诊。

左侧颜面水肿半年。患者半年前因感冒出现左侧颜面水肿，经治疗后好转（具体用药不详），但每遇伤风则加重，右侧正常。在咸阳、西安各大医院就诊，行头颅 CT、核磁共振，血、尿常规检查均无异常，服用中西药未获寸效，且愈来愈重。刻下：左侧颜面不肿、汗出，遇风则汗出愈烈，项强，头木，纳可，双下肢水肿，偶有腰痛，二便、睡眠均正常。既往体健。体格检查：左侧颜面部肿胀，余无异常。舌淡、苔薄白，脉濡。中医诊断：水肿。证属太阳伤风，经舒不利。西医诊断：特发性水肿。治法：祛风散邪，舒经活络。处方：桂枝加葛根汤。桂枝 30g，白芍 30g，葛根 30g，甘草 15g，生姜 10g，大枣 10g。3 剂，水煎400mL，日一剂，早晚服。

复诊：服上药后，恶风明显改善，左侧颜面部水肿减轻，再不似从前绷紧难忍，项部舒缓，微感腰痛，神疲乏力。继用上

方，加生黄芪 90g，益母草 90g，杜仲 30g，川续断 30g 收功。

按语：此例患者的左侧颜面部水肿，临床不多见。其汗出、恶风，属太阳表虚；病在左侧，右侧正常，属阴阳失调。故用桂枝汤以调和阴阳、调和营卫；项强不适，用葛根舒经活络，"葛根四两走经输，项背几几反汗濡"（陈修园《长沙方歌括》）。方药对证，故取效若神。

（三）右侧颜面久水肿，发汗利水在辛通

赵某，男，53 岁。2016 年 2 月 2 日就诊。

右侧颜面浮肿 2 年余。患者 2 年前突然出现右侧颜面部水肿，晨起浮肿较重，余处无水肿。口服激素（具体不详）可缓解，停用激素浮肿依旧。言其因右侧颜面浮肿常被人嘲笑，甚为痛苦。无恶寒怕冷，无乏困，纳、休可，二便正常。舌暗红，苔薄黄，脉浮滑。诊断为水肿。证属水湿上泛，络脉瘀阻。方用萍翘四苓汤加减。浮萍草 30g，连翘 30g，茯苓 15g，泽泻 20g，猪苓 15g，桂枝 15g，生白芍 15g，丹参 15g。14 剂。

2016 年 2 月 23 日二诊：右侧颜面浮肿减轻，舌暗，苔白滑，脉弦。上方加黄芪 90g，地龙 10g，白豆蔻 5g，佩兰 10g。用萍翘四苓汤加减共服药 30 余剂，患者颜面浮肿消退。

2016 年 4 月 26 日三诊：右侧颜面浮肿复发，舌红，苔白，脉弦。仔细询问，患者诉其日晒后右脸发红，无疼痛，但觉瘙痒，考虑此次由过敏引起。予过敏煎加减。生麻黄 15g，生石膏 30g，乌梅 10g，五味子 10g，苍术 15g，防风 10g，猪苓 15g，茯苓 15g，泽泻 20g。7 剂。一周后复诊，颜面浮肿消退，患者

大喜。

按语：患者右侧颜面浮肿两年，初诊时考虑由风邪外袭导致，方用萍翘四苓汤上疏外邪，下利水湿。用桂枝汤调理阴阳，水肿消退。佐丹参一味，活血通络。日晒过敏，浮肿复发，伴有右侧颜面发红，治疗以疏散风水、利水消肿、抗过敏为法。生麻黄与生石膏同用，取越婢之意疏散风水、宣肺行水，不仅使风邪水气从汗而解，而且还可以宣肺通调水道；猪苓、茯苓、泽泻、苍术利湿，使湿邪从小便而去；麻黄、防风、乌梅、五味子抗过敏。处方以病在上者，以汗解之，发汗利水，使湿邪有路可出，邪去则正安矣。《金匮要略·水气病脉证并治》曰："诸有水者……腰以上肿，当发汗乃愈。"

上两案一男一女，病位一左一右，但病机略有区别。一则伤风明显，表证仍在，故以仲景桂枝加葛根汤而愈；一则久病入络，始终以辛通发汗为治，又分利水湿，终获痊愈。

（四）经期手足交替肿，行气活血祛风湿

赵某，女，48 岁，农民。2016 年 11 月 1 日初诊。

反复交替性单侧手足浮肿 10 余年。患者自诉每逢行经前出现单侧手足浮肿，左右交替不定，甚则颜面浮肿，咽喉部憋胀，影响呼吸，3～4 日后方可自行缓解。口干，入睡困难，纳食可，二便调。平素月经周期正常，经期 5～6 天，月经量多，色暗红，无痛经、血块。舌暗红，苔白腻，脉弦滑。辅助检查：肾功能、尿常规检查均未见异常。诊断：经行浮肿。证属肝郁气滞，

痰热内扰。治法：疏肝行气，清热化痰。方药：四逆散合温胆汤加减。柴胡 15g，麸炒枳壳 15g，炒白芍 15g，甘草 10g，清半夏 30g，陈皮 10g，茯苓 10g，麸炒枳实 10g，竹茹 10g，醋香附 30g。7 剂，水煎服。每日一剂，日二服。

2016 年 11 月 15 日二诊：患者服药后症状有所缓解。刻下症见：手足及颜面无浮肿，咽喉部憋胀感消失。口干，入睡困难，梦多，大便量少。舌暗红，苔白腻，脉弦滑。继上方加夜交藤 90g，合欢皮 90g，磁石 30g，白豆蔻 5g，砂仁 10g。7 剂，水煎服。每日一剂，日二服。

2016 年 12 月 20 日三诊：患者自诉服药期间无明显原因再次出现颜面及手足浮肿，后自行消退。四天前月经来潮，量少，双手肿胀伴腰疼，口干，饮食、睡眠可，二便正常。舌暗红，苔黄腻，脉弦滑。以初诊处方加浮萍 30g，连翘 30g，猪苓 15g，盐泽泻 15g。7 剂，水煎服。每日一剂，日二服。

2017 年 1 月 3 日四诊：服药期间双手间断性水肿，3～4 天后消退。刻下症见：手足及颜面无浮肿，口干，饮水多，纳食一般，夜间易醒，醒后不易入睡，大便黏腻。舌暗红，苔白腻，脉弦滑。证属风湿阻络，气滞血瘀。治法：祛风除湿，行气活血通络。方用四藤一仙汤加味。鸡血藤 15g，威灵仙 15g，海风藤 15g，络石藤 15g，钩藤 10g，醋三棱 10g，醋莪术 10g，柴胡 10g，炒白芍 20g，黄芪 10g，当归 30g。7 剂，水煎服。每日一剂，日二服。

2017 年 1 月 10 日五诊：服药后患者症状明显好转，手足及颜面无浮肿，纳、眠可，二便调。舌淡红，苔白微腻。守方治疗，连服 14 剂，经期未再出现浮肿。随访至今，未再复发。

按语：经期手足交替肿胀，临床少见。本例患者初以痰气为病，予化痰、行气、疏肝治疗，以四逆散合温胆汤加减，有小效但反复，此乃药证不符，不足以根治。加萍翘四苓，以辛散分利，效不理想，是因用药与病位不和。后改用四藤一仙汤收功，有以下原因：交替肿胀属风象，符合风邪善行而数变；手足肿属湿，病位在关节，不在他处，故选藤类以祛风湿、利关节；胀属气滞，肝主筋主经血，故选四逆散加三棱、莪术以行气，重用归、芍补肝血且强肝。药证相投，药位相符，取效速且不再反复。治病虽有曲折，终因辨证用药得当获效，足为他医所借鉴，故录之以飨读者。

（五）特发水肿女性多，益气活血水自消

乔某，女，45 岁。2014 年 2 月 12 日初诊。

双下肢水肿 4 年余。患者 4 年前开始不明原因出现双下肢水肿，劳累则加重，休息后第二天缓解。曾就诊于多家医院，行多种检查均正常，用利尿药有效但停药即反复。诊见双下肢水肿，活动后加重，休息后缓解，伴神疲乏力，脘腹胀满，纳差，心悸气短，小便无力，大便质溏，日 1～2 次，舌淡胖暗，苔薄白，脉弦细涩。月经经期正常，血块较多。血常规、尿常规、肝功能、肾功能、腹部 B 超、甲状腺功能等检查均未见异常。西医诊断：特发性水肿；中医诊断：水肿。证属气虚血瘀，水湿停留。治当健脾益气，活血利水。处方：生黄芪 120g，益母草 100g。7 剂，水煎服。日 1 剂。药后肿消，后以香砂六君子汤调

理，诸症相继消失，随访 1 年未发。

按语：临床实践发现，特发性水肿患者多有以下临床特点：①多见于女性，往往与月经周期有关。月经延期，量少色淡，或经行不畅，伴有明显腹痛、夹杂血块等血瘀征象。②常有四肢末端胀满感（水湿泛溢），往往同时伴有倦怠乏力，少气懒言（气虚），腹胀（脾虚）。③患者常诉卧床休息后水肿好转或减退，于下午或长时间站立运动后加重（气虚）。④舌质多淡胖，夹瘀者多暗，苔薄白，多腻，多为弦脉。综合上述，本病以气虚血瘀为主要病机。故选黄芪、益母草大剂益气、活血、利水。大剂黄芪的利水之功，本人最早见于清代陆以湉的《冷庐医话》，其中用四两黄芪加粳米，治疗重度水肿。后用于临床，单味大剂可治疗很多严重水肿且几乎无副作用。益母草活血、利水需用大剂。两药相合，益气、活血、利水，药少力专效宏。

二、紫癜验案

紫癜肾，也叫过敏性紫癜性肾炎，是临床常见病，多发病，多见于儿童。本病近年来发病率有上升趋势。因其临床表现的特殊性，本病常就诊于儿科、皮肤科、肾病科，而紫癜肾常就诊于肾病科。本病西医治疗面临的困惑：①无特效治法。②使用免疫抑制剂，停减药物后病情反复。③副作用大，尤其儿童使用细胞毒类药物，远期副作用难以预测。④长期食用"三白食品（白米饭、白馒头、白开水）"，引起营养不良的问题。经过我们多年来临床摸索，中医药在本病的治疗中很有优势。以下所列病例及所谈经验真实可靠，供同行临床参考。

（一）湿邪为病下先受，紫癜肾有湿毒证

段某，男，10岁。

双下肢反复紫斑半年。半年前无诱因出现下肢紫斑。查血小板 130×10^9/L；尿检查：蛋白（+++），隐血（+）。应用激素、芦丁片、马来酸氯苯那敏、维生素C、葡萄糖酸钙等，紫斑消失，尿检查正常；激素减量过程中，每遇阴雨，病情则反复或加重。就诊时泼尼松用量为40mg/d。查体：神清，精神可，形体肥胖，满月脸，水牛背，心、肺、腹（−），双膝以下皮肤紫斑，按之不退色。余皮肤无异常。尿检查：蛋白（++），隐血（+）。舌淡胖，苔白厚腻，脉滑。诊断：过敏性紫癜性肾炎。证属：湿毒入血，损伤肾络。治法：抗敏除湿，清利下焦。处方：生麻黄、防风、五味子、乌梅、甘草、白豆蔻、厚朴、滑石、通草、苍术、黄柏、怀牛膝、鸡血藤、威灵仙、苦杏仁各10g，薏苡仁20g，半夏12g，竹叶6g，紫草、仙鹤草各15g。10剂。水煎取汁400mL，早、晚空腹温服，日1剂。渐减泼尼松用量，于1周内停用，并停用其他西药。

二诊：激素减量过程中皮肤紫斑加重，但很快减少。查体：双足踝及足背散在紫斑，余症消失；尿检查：蛋白（+），隐血（−）。效不更方，继服10剂。

三诊：紫斑消失。尿检查：蛋白（−），隐血（−）。继服10剂，巩固疗效。随访至今，未再复发。

按语：以双下肢皮肤紫癜为病变的过敏性紫癜性肾炎，占紫癜性肾炎的一大类人群。我们发现这一类人群在临床上有以下特点：①好发于爱食小食品的儿童。②皮肤表现仅见双下肢，尤以膝以下为多见，不伴有其他症状，如上呼吸道感染的咽痛等。③部分患者遇天阴或潮湿天气病情加重或反复。④舌苔多呈白腻，甚或厚腻。根据中医学"伤于湿者，下先受之""同气相求"之理论，考虑本病以湿邪为重。结合西医学的观点，肾型过敏性紫癜是一种变态反应性疾病，故以抗敏除湿为法治疗本病。本方以三仁汤、四妙丸、过敏煎（麻黄、防风、乌梅、五味子、甘草），加紫草、仙鹤草、鸡血藤、威灵仙。本方虽大，但为有制之师，配合严谨，切中病机，故疗效卓著。本方对儿童以双下肢皮肤损害为主的过敏性紫癜、过敏性紫癜性肾炎均有非常好的疗效。

（二）紫癜伴有咽部痛，由肺及肾病热毒

豆某，男，9 岁。

皮肤紫癜半年。患儿半年前因受寒后感冒，咽喉疼痛，无发热，四肢酸困，次日晚发现双膝以下皮肤散在紫斑，两侧对称。查尿常规发现异常。曾应用激素、芦丁片、马来酸氯苯那敏（扑尔敏）等治疗，效不佳。查体：咽部充血，扁桃体 I 度肿大，全身皮肤无紫癜。尿检测：蛋白（+++），隐血（+++）。血检测：血小板 110×10^9/L。舌红苔白脉滑。诊断：过敏性紫癜性肾炎。中医证属：热毒入血，损伤肾络。治法：利咽解毒，透经达络。处方：金荞麦、紫草各 30g，紫荆皮 15g，木蝴蝶 3g，马勃、郁

金、玄参、甘草、僵蚕各 10g，仙鹤草 20g，蝉蜕 3g。10 剂，水煎取汁 400mL，早、晚空腹温服，日 1 剂。

二诊：咽部充血有所改善；尿检查：蛋白（++），隐血（++）。效不更方，继服 10 剂。

三诊：扁桃体较前缩小；尿检查：蛋白（++），隐血（++）。继服 10 剂。

四诊：咽无充血，扁桃体不大。尿检查：蛋白（-），隐血（-）。

按语：紫癜伴有咽部痛，是临床又一重要类型。伴有咽喉疾病的紫癜肾炎多由上呼吸道感染引起，临床除皮肤紫癜及肾脏损害表现外，必伴有咽部疼痛、咽干、扁桃体肿大甚或化脓，此多属热毒所致。此证国医大师任继学教授论之较详，可参看《著名中医任继学经验集》。西医学认为，这类患者的发病与反复发作的扁桃体炎、化脓性扁桃体炎、扁桃体肿大、咽喉部位感染有关。中医学认为，本病多因邪毒久郁不去，浸入气液，渗入营血，由肾之经络，侵犯于肾络所致。此证治疗宜早不宜晚。早治之法：病在下，取之于上，治以利咽解毒、透经达络为主。任继学教授的经验方（金荞麦、紫荆皮、马勃、木蝴蝶、郁金）、时振声教授惯用的银蒲玄麦甘桔汤均效佳。

（三）紫斑色红部位多，小蓟还需地黄汤

安某，男，35 岁。

反复皮肤紫斑半年余。半年前患者因进食虾后出现双下肢紫斑，渐及双上肢、胸、腹、背部，色鲜红，按之不退色。尿检

查：蛋白（++），隐血（+++）。查体：全身皮肤散在紫斑，部分融合成片，色红，按之不退色。肾脏病理：轻度系膜增生性肾炎。舌红苔薄白，脉弦。诊断：过敏性紫癜性肾炎。中医诊断：血热证。治法：清热解毒，活血凉血。处方：小蓟饮子合犀角地黄汤加减。处方：小蓟、紫草、仙鹤草各15g，生地黄30g，滑石、通草、炒蒲黄、藕节炭、当归、栀子、知母、乌梅、牡丹皮、甘草各10g，淡竹叶3g。10剂，水煎取汁400mL，早晚空腹温服，日1剂。

二诊：全身紫斑消退。尿检查：蛋白（+），隐血（++）。守方服药月余病愈。尿检查：蛋白（-），隐血（-）。

按语：发病时紫癜色红，部位多发，不伴有咽喉病变，舌红，脉弦或滑者，多因风邪内侵，热伏血分，内搏营血，迫血妄行，络伤血溢，渗于脉外，而成瘀血；或留于肌肤，积于皮下而成紫癜；或损伤肾阴，热伤肾络则小便出血。治宜：清热解毒，活血凉血。方药：小蓟饮子合犀角地黄汤，重用生地黄凉血止血，并能行瘀。张锡纯认为，大剂生地黄有通血脉的作用。此证型谨守清热解毒、活血凉血治法为治，临床效果显著。便干，可加用大黄；心烦，加黄连，或生山栀；尿蛋白为主，加土茯苓、白花蛇舌草等；久病、血虚者，加当归、白芍。

（四）年老久病紫癜肾，脾肾阳虚用附子

苟某，女，63岁。2011年11月16日就诊。

全身皮肤瘀斑1年，加重1周。患者于1年前因劳累后出现双下肢皮肤瘀斑，继则上肢及腰部出现皮肤瘀斑，在当地医院就

诊，考虑为过敏性紫癜，给予抗过敏对症处理后上述症状缓解。后又因劳累而反复，当时居留北京，在北京多家医院就诊。自诉查尿蛋白（＋），诊为紫癜性肾炎，给予抗过敏、免疫抑制剂，口服雷公藤多苷片后病情减轻。1周前，患者无明显原因出现全身皮肤瘀斑，部分高于皮面，无瘙痒、疼痛，以双下肢为主，自行服用药物治疗，效果不显。一年来，紫癜时有反复，尿检异常，尿蛋白（＋～＋＋）。患者因雷公藤多苷片曾引起贫血而拒服。近日来患者自觉双下肢疼痛不适，周身乏困，遂就诊于我院。现症见：双下肢皮肤瘀斑，部分融合成片，双踝关节处轻度肿胀不适。四肢多年来常觉夏日发热，冬日发凉，腰酸困，手指麻木，胃脘发凉，喜热恶凉，大便溏。舌红边有齿痕，苔白，脉沉。饮食、睡眠、大便正常。既往无特殊病史。尿检查：蛋白（＋），隐血（＋＋＋）（2010年8月2日）。24小时尿蛋白定量:398mg（2011年11月10日）。中医诊断：紫癜。证属脾肾两虚。西医诊断：过敏性紫癜，紫癜性肾炎。予温补脾肾。方药：金匮肾气丸合附子理中汤。生地黄25g、山萸肉、山药、牡丹皮、茯苓、泽泻、肉桂各10g、炒白术、党参、甘草各15g、干姜、制附片30g。7剂，水煎服，日1剂。药后症减，口干。24小时尿蛋白定量：295mg。上方加生地黄至40g，黄芪30g，地龙、紫草各15g，减制附片为15g。两周后24小时尿蛋白定量：176mg。再两周后，查24小时尿蛋白定量：43mg。后多次复查，均正常。

按语：本例患者尿蛋白并不算高，但始终不能治愈。曾服雷公藤多苷片等药物疗效不理想，蛋白持久存在，患者心情十分郁闷。四诊合参，病虽为肾损伤之蛋白尿、血尿，但病机为脾肾阳虚（中下焦），法当温补脾肾。方选金匮肾气丸合附子理中汤。有是证即用是方，附子不在禁用之列。肾病业界，常视附子如虎狼。责不在附子，而在用附子之人。若不重视整体辨证，病虽小，亦无治法，而徒增慢病之忧。

（五）紫癜虽久邪仍在，补肾活血调营卫

李某，男，29岁。2017年11月14日就诊。

双下肢紫癜4年余。患者4年前无明显诱因出现双下肢紫癜，就诊于其他医院，病情时好时坏。现症见：双下肢多发密集紫斑，色红紫暗，双上肢及脐周散发紫斑，量少。无腹部及关节疼痛。平素无明显寒热，易汗出，动辄汗出，饮水一般，无口干口苦，纳可，眠一般，小便泡沫多，大便正常。舌淡红，苔薄白，边有齿痕，脉弦细。既往体健，无特殊病史。2017年11月12日外院检查：尿微量白蛋白235.6mg/L，尿酸483μmol/L。尿检查：蛋白（＋），隐血（＋）。中医诊断：紫癜。证属下焦湿热；西医诊断：过敏性紫癜性肾炎。治以清利湿热，予四妙散合过敏煎加减。麸炒苍术10g，黄柏10g，紫草30g，仙鹤草20g，水牛角30g，荆芥10g，荆芥炭10g，乌梅10g，醋五味子10g，防风10g。7剂。每天1剂，免煎颗粒，每次1格，沸水冲服，日2次。依此方加减进退月余，但效不佳。后又思久病肾虚，予补肾利湿法，效仍不理想，时有反复，病如前述。细思，患者易汗出，虽无明显寒热，但细问得知，近年来不像过去见风身体觉得舒服。尿中蛋白不多，但小便泡沫多，熬夜则加重。考虑病虽久但表证仍在，应予调和营卫；熬夜加重，有肾虚气虚表现；又，

久病多瘀。遂予补肾活血，调和营卫为法治疗。予桃红四物汤合桂枝汤加减，用药：赤芍、生白芍、桂枝、甘草、制何首乌、炒蒺藜、紫草、牡丹皮、酒乌梢蛇、炒芡实各15g，当归、生地黄各25g，炒桃仁、红花、川芎各10g，威灵仙、盐补骨脂、盐菟丝子各20g，酒萸肉、水牛角各30g，生黄芪60g。服药2周后，症大减。后守方服用，获病愈。

按语：本案特点：①病史久，反复紫癜长达4年。②肾病轻而皮肤紫癜重，初诊时紫癜密密麻麻，如重症牛皮癣。③劳累加重。初诊时，以病变在双下肢，误以为以湿热为病，但不效。又见劳累加重，以肾虚为治，虽有效，但不理想。遂细思患者易汗出，虽无明显寒热，细问近年来不像过去见风身体觉得很舒服，考虑病虽久但表证仍在。尿中蛋白不多但小便泡沫多，属风象。调和营卫法不能少。熬夜加重，不耐劳累，肾虚气虚表现；久病多瘀，斑色虽红但紫暗。最后以调和营卫、益肾活血为治，4年之疾而获治愈。

本案例提示：万病不可先入为主，时刻不忘辨证；注重细小表现，患者任何一个不经意的表现都可给你辨证的启示。

（六）紫癜肤轻肾病重，培补脾肾重芪地

党某，男，48岁。2014年2月13日就诊。

反复全身皮肤紫斑15年，蛋白尿10余年。患者15年前出现全身皮肤紫斑，在当地医院诊断为过敏性紫癜，经用药后缓解。此后皮肤紫癜反复发作，诱因不明，曾因便血就诊于西京医院，经治痊愈。此后未再出现便血现象，但皮肤紫癜时有反

复。10年前出现蛋白尿，曾多次查蛋白尿（+++），24小时尿蛋白定量不详。经治多家医院，服用多种中西药，效果不理想。于2014年2月13日病情反复就诊我院。就诊时胸、背、四肢皮肤散在紫斑，小便泡沫多，腰酸不痛，余无不适。既往无特殊病史。过敏史：过敏原不清楚。体格检查：胸、背、四肢散在紫斑，压之不退色。腹平软，脐周无压痛，未及包块。舌红偏绛，苔薄白腻，脉濡细。2014年2月10日查24小时尿蛋白定量：2283mg。尿检查：尿蛋白（+++），红细胞（+++）。血常规：正常。中医诊断：紫癜。证属脾肾亏虚，气阴两虚，湿瘀阻络。西医诊断：过敏性紫癜性肾炎。治法：培补脾肾，益气养阴，活血利湿。处方：六味地黄丸合六君子汤加减。用药：黄芪60g，生地黄、芡实、白花蛇舌草、土茯苓各30g，山萸肉、党参、半夏各15g，山药、牡丹皮、茯苓、泽泻、炒白术、陈皮、当归、丹参各10g。21剂，水煎服。

复诊：自觉服上药小便泡沫减少，无其他不适。但仍有苔腻、舌质红，上方加草果、白蔻仁各10g。21剂，水煎服。

三诊：病情稳定，皮肤紫斑未再反复。后以此方加减，渐增生地黄30g→45g→60g→75g，黄芪60g→90g。守方调制半年，24小时尿蛋白定量：133mg。

按语：本例患者与上案相比，案五皮肤病变重而肾病轻，本案皮肤病变轻而肾病重。虽同有补肾、活血、利湿，但案五皮肤重，表证在，调和营卫必不可少；本案肾病重，虽补肾、活血、利湿与上案同，但舌红偏绛，提示阴虚血凝血瘀较重，故本方重用生地黄滋阴补肾，重在通血脉、通肾络，故取效卓著。肾病多湿邪，治肾常避地黄，因其滋腻之故。其实不然，一则历代勇于实践的大师早言"生地黄大剂可通血脉"，如张锡纯、傅青主之大家。二则地黄常与利湿药同用，治疗阴虚与湿邪共存的病证，如六味地黄丸。肾病常常肾阴虚与水湿共存，两类药联用有很好疗效，并未出现大家想象中的副作用。黄芪一物，培补脾胃，益气而利水，对肾病蛋白尿有很好的疗效。有专家认为，蛋白尿的泡沫因风而致，但临床观察大剂黄芪能减少尿中泡沫，而用风药无此效果。泡沫尿属风，还是脾虚，值得商榷。中医重实践，不尚空谈，应当成为一种风气。

（七）紫癜肾久气阴伤，大剂芪地固肾方

张某，男，48岁，陕西清涧人。2014年9月15日就诊。

反复紫癜30余年，泡沫尿9年。患者30余年前（1981年）无明显诱因出现双下肢紫癜，次日全身皮肤出现紫斑，严重腹痛，关节疼痛，黑便。急从陕北送往西京医院血液科就诊，确诊为过敏性紫癜，给予强的松、环磷酰胺等药物及对症支持治疗，好转出院。此后，常常反复。2006年1月24日病情严重，出现腹痛、关节疼痛、肾损、高血压、消化道大出血、失血性休克、肺结核等并发症。病后经抗感染、激素、免疫抑制剂及输血、营养支持等对症支持治疗，病情稳定后出院。出院后一直服用黄葵胶囊、双嘧达莫片、维生素C、消炎痛，间断静脉输注环磷酰胺等药。紫癜反复发作，为求进一步诊治特来我院就诊。刻下：神疲乏力，小便中少量泡沫，纳食可，睡眠佳，心率慢，49～67次/分。尿检查：蛋白（+++），隐血（+++）。舌淡红暗，苔

薄白略腻。脉细。有高血压病史 7 年余，口服苯磺酸氨氯地平
5mg，每日一次，血压控制良好。辅助检查：24 小时尿量：2.2L，
尿蛋白浓度：1525mg/L，24 小时尿蛋白定量：3355mg。中医诊断：
紫癜。证属气阴两虚，湿热瘀阻。西医诊断：过敏性紫癜性肾
炎。予益气养阴，活血利湿。用药：黄芪 90g，生地黄、芡实、
紫草、白花蛇舌草各 30g，石斛 20g，桃仁、赤芍、牡丹皮、苍
术、茯苓各 15g，荆芥、桂枝、炒白术、砂仁、黄柏、乌梅、防
风、生麻黄、醋五味子、甘草各 10g。7 剂。水煎服，每日 1 剂。

二诊：效果明显，紫癜未再新出，皮肤紫癜大减。守此方继
进 15 剂，未再新发，原有皮肤紫斑消失过半，小便泡沫较前减
少。根据病情加减：皮肤紫癜消失后去过敏煎（乌梅、防风、生
麻黄、醋五味子、甘草各 10g）。基本以经验方芪地固肾方（黄
芪 90g，生地黄、芡实、紫草、白花蛇舌草各 30g，桃仁、赤芍、
牡丹皮、茯苓、桂枝各 15g）为基础治疗。因路远每次取 1 个月
的药量。服用中药以来，紫癜未反复，小便泡沫逐渐减少，24
小时尿蛋白定量持续减少。效果非常理想。2015 年 2 月 9 日，
在我院检查：24 小时尿量 2.00L，蛋白浓度 204mg/L，24 小时尿
蛋白定量 408mg，首次低于 500mg。2015 年 7 月 13 日，在我院
检查：24 小时尿量 2.1L，蛋白浓度 64mg/L，24 小时尿蛋白定量
134mg，尿检查无异常。后多次复查小便常规及 24 小时尿蛋白
定量均正常。2017 年 5 月因感冒本病反复一次，发病时皮肤紫
癜较原来大有减少，24 小时尿蛋白定量最高 1510mg，继续以芪
地固肾方为基础治疗，5 个月后检查全部正常。随访至今，未再
反复。

按语：本例患者病史长达 30 余年，几乎年年发作。中医言，久病必虚。此例患者，反复发作过敏性紫癜，并发肾炎。初诊时，神疲乏力，舌淡脉细，虚证已现。苔腻舌暗，湿瘀交结，虚实相因，缠绵难愈。故立益气养阴，利湿化瘀之法，以经验方芪地固肾方合过敏煎（祝谌予抗过敏方）治疗，始得效力，病家与医者十分欢欣。芪地固肾方是笔者创立的以治疗蛋白尿为主的经验方，基本药物：黄芪、生地黄、芡实、荆芥、白花蛇舌草、丹参。益气养阴，利湿活血。本案取效后，坚信方法之正确，守方而治，加加减减，历时近年，终得治愈。在治疗过程中，我们并没有叮嘱患者饮食宜忌，但长时间未复发，不似西医常嘱患者食"三白食品"，即白开水、白馒头、白米饭，似乎这些食品与过敏无关，更避免了长久食用出现的营养不良。这种效果，正是病家与医者共同追求的目标，中医效果确切。

三、肾炎验案

（一）局灶节段硬化症，重剂生地建奇功

周某，男，44 岁，陕西三原人。2011 年 12 月 2 日就诊。

间断浮肿半年，加重 2 周。患者半年前无明显诱因出现双下肢浮肿，未予重视。曾在我院门诊查尿常规：蛋白（+++）。拒绝住院诊治。于当地医院服药治疗，患者浮肿时轻时重，两周前双下肢浮肿较前加重，为进一步治疗，入住肾病科。测尿常规：蛋白（+++），24 小时尿蛋白定量 6979 mg；自身免疫系列提示，

补体 C3 1.0g/L，C4 0.35g/L；肝炎病毒五项（−）：甘油三酯 2.67 mmol/L，胆固醇 11.52 mmol/L，血浆白蛋白 21.7g/L。血糖 4.8 mmol/L。泌尿系 B 超示，双肾区未见明显异常。无糖尿病、系统性红斑狼疮及过敏性疾病病史。肾穿刺活检，光镜检查：镜下可见 5 条肾皮质，9 个肾小球，4 个节段性硬化伴球囊粘连，其余肾小球系膜细胞和基质轻度增生，系膜区可见嗜复红蛋白沉积；肾小管上皮细胞空泡及颗粒变性，小灶状萎缩；肾间质小灶状纤维化伴淋巴及单核细胞浸润；小动脉管壁增厚，管腔狭窄，部分玻璃样变。免疫荧光检查：2 个肾小球。IgG（＋），IgM（＋＋＋），IgA-C3-C1q-FRA- 团块状、节段性于硬化区沉积。诊断结果：局灶节段性肾小球硬化症（NOS 型）。西医诊断：原发性肾病综合征（局灶节段性肾小球硬化性肾小球肾炎）。住院半月，症状缓解出院。出院后服用醋酸泼尼松片 60mg（2011 年 11 月 6 日开始服用），日 1 次，以及芦丁片、双嘧达莫片、百令胶囊、血脂康胶囊、辛伐他汀滴丸、碳酸钙 D_3 片等治疗。今日在我院门诊复诊：患者无水肿，无特殊不适。舌质红，边有齿痕，苔少，脉沉弦细。中医辨证：脾肾亏虚。予培补脾肾。处方：生地黄 30g，山萸肉、山药、牡丹皮、茯苓、泽泻各 10g，炒白术、陈皮、甘草各 10g，党参、地龙各 15g，女贞子、旱莲草、白花蛇舌草、当归各 20g，蜈蚣 1 条。上方除蜈蚣外，水煎服，日 1 剂。另将蜈蚣焙干，去头足，研粉。取鸡蛋 1 枚，破一小孔，将蜈蚣粉入鸡蛋内，封口，摇匀，外用泥裹，置火中煨熟。去皮食蛋，每日 1 个。继用醋酸泼尼松片、来氟米特、双嘧达莫片、辛伐他汀片滴丸等药。2012 年 1 月 4 日查 24 小时尿蛋白定量 6774mg。

守上方服药，生地黄量由 30g → 60g → 90g → 120g，每周增加30g，当量增至 90g 时，患者感到小便泡沫明显减少。守上方坚持服用，4 月 20 日查 24 小时尿蛋白定量：3125mg，尿常规：蛋白（++）。病情大有好转。5 月中旬因用来氟米特出现骨髓抑制性贫血，停用来氟米特，当时查 24 小时尿蛋白定量：1927mg。2012 年 7 月 26 日查 24 小时尿蛋白定量 1098mg，已无贫血。近日查 24 小时尿蛋白定量 780mg。2012 年 10 月 28 日查 24 小时尿蛋白定量 141mg。病情平稳，目前服用丸药，以巩固疗效。

按语：局灶节段性肾小球硬化性肾小球肾炎，是部分（局灶）肾小球和（或）肾小球部分毛细血管袢（节段）发生硬化性改变，早期就可以出现明显的肾小管间质病变，蛋白尿、肾病综合征是其突出的临床表现。近年来其发生率有增高趋势。西医学认为，本病对各种治疗的反应均较差，疾病呈慢性进展性过程，最终发展为慢性肾衰竭。然而，我们已观察到数例本病患者重用生地黄取得了很好的疗效。本例患者坚持服用中药治疗，有如此效果，确属不易。本案诊断明确，证属脾肾亏虚，湿瘀阻滞。以四君子汤合六味地黄汤治疗。生地黄用量之大，超过他人数倍而未见任何副作用。上海免疫学家夏翔教授以生地黄、黄芪重剂配伍，广泛用于风湿热、类风湿关节炎、干燥综合征及系统性红斑狼疮等自身免疫性疾病。《本经逢原》载地黄"内专凉血滋阴，外润皮肤荣泽，病人虚而有热者宜加用之（干地黄）"。《本经》云："逐血痹，填骨髓，长肌肉，作汤除寒热积聚……生者尤良（生地黄）"。故重用生地黄 30～120g 滋阴养血，凉营除痹。现代药理研究证实，生地黄具有类激素样作用。重剂生地黄的使用需要辨证准确，以及胆识和经验，切不可毫无章法，盲目乱投，害人害己。另外，小便泡沫增多，今人多以风论。笔者用大剂量生地黄，患者小便泡沫明显减少，直至治愈。那么，大剂量生地黄与蛋白尿、泡沫尿有无关系？是什么样的关系？值得进一步研究。

蜈蚣蛋的使用见《郭维一老中医临证实践录》，陕西民间治疗蛋白尿的经验方。对慢性肾病蛋白尿有一定的作用。

（二）非典型膜性肾病，补肾行瘀两月愈

习某，男，57岁。渭南澄县人。2011年11月7日就诊。

发现尿中泡沫增多两年余。患者两年前无明显诱因发现尿中泡沫增多，在当地医院就诊，诊为慢性肾炎。后在陕西省核工业二一五医院行肾穿刺活检，提示：非典型膜性肾病。光镜：镜下两条肾皮质，15个肾小球，4个缺血性球性硬化，其他肾小球系膜细胞和基质轻度增生，基底膜弥漫性增厚，上皮下、系膜区内可见嗜复红蛋白沉积，形成"双轨征"；肾小管上皮细胞空泡及颗粒变形，肾间质及小动脉无明显病变。免疫荧光检查：8个肾小球，IgA（－），IgM（＋＋），IgG（＋＋），C3（＋），C1q（＋＋），FRA（＋），HBsAg（±），HBeAg（±），颗粒状于细胞管壁沉积。因患者曾在省内多家医院治疗。曾用来氟米特、贝那普利、双嘧达莫片、氯沙坦、金水宝胶囊、黄葵胶囊，但一直未用激素类药物。两年来，24小时尿蛋白定量在2.7～3.2g，定性（＋＋～＋＋＋），红细胞（－）。就诊时感双下肢无力，身痒，尿中泡沫较多，夜间起夜2～3次，无水肿，无手

足心烦热，饮食无明显寒热喜恶，大便正常。舌淡红质暗，苔白薄，脉弦滑。2011年11月7日查24小时尿蛋白定量：2.405g，尿常规：蛋白（+++）。中医辨证：肾虚血瘀。治则：补肾行瘀。方药：六味地黄丸合四物汤。生地黄、益母草、乌梢蛇各30g，山萸肉、山药、牡丹皮、茯苓、川芎、泽泻各10g，当归、白芍各15g，首乌、刺蒺藜、白花蛇舌草、土茯苓各20g。水煎服，日1剂。上方为主，加减服用两月，尿中泡沫减少。2012年1月12日查24小时尿蛋白定量：0.554g。病情平稳，无明显不适，久立则微感双膝无力，左上肢疼痛，身已不痒。舌质红，苔薄白，边有齿痕及瘀斑，脉弦。前方生地黄加至40g，加生黄芪60g，地龙15g，党参、炒白术、陈皮各10g，以增健脾益气之功。身不痒去首乌、刺蒺藜。两周后复查，24小时尿蛋白定量：0.054g。

按语：患者发病两年，已为慢性病变。幸亏肾穿刺提示，慢性改变不突出。虽未服用激素类药物，但来氟米特使用时间不短。两年来24小时尿蛋白定量在2.7～3.2g。中医辨证本病证属：肾虚血瘀。补肾用六味地黄丸，舌暗有瘀用四物汤。重用乌梢蛇、益母草活血行瘀，治疗缺血性球性硬化。仅用药两月，24小时尿蛋白定量几近正常，效果甚好。本案处方用药，足可借鉴。

（三）膜性肾病病反复，临床常见不用怕

孙某，女，20岁。2014年7月7日就诊。

反复水肿两年半。患者两年半前原因不清出现颜面及双下肢水肿，在当地宝鸡市中心医院就诊，诊断为肾病综合征。经治效

差。后就诊于西京医院并行肾穿刺活检，病理诊断为Ⅱ期膜性肾病。应用足量醋酸泼尼松片，联合环磷酰胺静脉注射治疗，有所缓解，但减量或停药病情即反复。1 年前停用环磷酰胺。就诊时服用甲泼尼龙片、钙尔奇碳酸钙片、贝那普利（具体剂量不详）。2014 年 7 月 7 日查 24 小时尿蛋白定量：2507mg。目前神疲乏力，口微干，手心汗出，手足心热，双下肢水肿，小便泡沫多。舌质红苔薄略腻，脉细滑。中医辨证：气阴两虚，水湿停留。治则：益气养阴，利水消肿。方药：生黄芪 90g，生地黄 45g，白花蛇舌草 30g，土茯苓 30g，丹参 15g，荆芥 10g，芡实 30g，牡丹皮 15g，地骨皮 15g。日 1 剂，水煎服。未再服用任何西药。

复诊：2014 年 7 月 28 日查 24 小时尿蛋白定量：1057mg。小便泡沫明显减少。以上方为主方加减出入。8 月初，因肠道感染病情反复，8 月中旬查 24 小时尿蛋白定量：1210mg。肠道感染控制后仍以上方调理，9 月 29 日查 24 小时尿蛋白定量：972mg。2014 年 11 月 24 日查 24 小时尿蛋白定量：641mg。2015 年 2 月 2 日感冒，当日查 24 小时尿蛋白定量：1383mg；3 月 23 日查 24 小时尿蛋白定量：542mg；4 月 27 日查 24 小时尿蛋白定量：129mg；5 月 25 日查 24 小时尿蛋白定量：125mg。

按语：膜性肾病常以肾病综合征为表现，水肿轻重不一。本人经验，此种水肿以气虚水肿为主，一味黄芪就可解决问题，但黄芪用量是关键。黄芪利水，在复方中我常 90g 起步，每次复诊可 30g 递加，以利水肿消为度，无副作用，读者不妨一试。本例患者用黄芪 90g 即获得满意效果，并未用其他利尿药。本案患者为膜性肾病，两年半病史，停、减药物即反复。在我处治疗未用任何西药，不到一年即愈，尤其前一个月的治疗，效果尤为显著。此后，虽有反复，或因感冒，或因肠道感染，但继续以此方调理，效果仍然。

（四）大量蛋白膜肾病，守方服用病能消

苏某，男性，48岁。2013年8月26日就诊。

反复水肿半年余。半年前无明显诱因出现水肿，遂来我院诊治。病理检查提示：Ⅱ期膜性肾病。免疫荧光检查：5个肾小球，IgM、IgA、C3、C1q、FRA，颗粒状于毛细血管壁沉积。光镜检查：可见5条肾皮质，21个肾小球，系膜细胞和基质轻度增生，基底膜弥漫性增厚，广泛性"钉突"形成，上皮下可见嗜复红蛋白沉积，肾小管上皮细胞空泡及颗粒变性，肾间质及小动脉无明显病变。经治疗症状缓解出院。出院后，因畏惧西药副作用，一直未服用。家在农村，农活较重，因尿中泡沫增多复诊。症见：左侧腰痛，颜面肿胀，双下肢水肿不明显，食纳及夜休可，大便调，无头晕、心慌、怕冷。舌质淡红，苔白厚腻，脉沉弦。24小时尿蛋白定量：6403mg，总蛋白51.2g/L，白蛋白25.0g/L。西医诊断：Ⅱ期膜性肾病；中医诊断：水肿。证属脾肾不足，气阴两虚，湿邪内蕴。治则：健脾补肾，益气养阴，清利活血。予香砂六君子合六味地黄丸加减。生地黄45g，生黄芪90g，土茯苓60g，白花蛇舌草60g，当归、丹参各15g，荆芥、白芷各6g，党参、炒白术各15g，芡实60g，金樱子15g，补骨脂20g。7剂，水煎服，日1剂。一直服用此方加减，病情平稳。

2013年12月16日复诊：24小时尿蛋白定量3515mg，尿中

泡沫较前明显减少。以此方出入，守方服用。2014 年 3 月 10 日复诊：24 小时尿蛋白定量 1920mg；10 月 20 日复诊：24 小时尿蛋白定量 606mg；12 月 1 日复诊：24 小时尿蛋白定量 397mg。2015 年 2 月 1 日复诊：24 小时尿蛋白定量 105mg。

　　按语：大量蛋白尿，用纯中药治疗，这位患者是首例。一是患者不愿服西药，为我们尝试用中药治疗创造了条件。二是患者医从性好，很难得。我们应该感谢这位患者。三是常年守方，变方不变法，久久为功。方药虽有区别，但每方六法皆备。培有黄芪、茯苓、白术、党参；补有生地黄、山萸肉、山药；宣有荆芥、防风；清有白花蛇舌草、土茯苓；固有芡实、山萸肉；通有丹参、当归、益母草等。实践证明，原发性肾病综合征膜性肾病虚实病机共存，其治疗宜六法兼备，疗效肯定。

一、黄　芪

黄芪始载于《神农本草经》，曰："味甘，微温。主痈疽，久败疮，排脓止痛。大风癞疾，五痔，鼠瘘。补虚，小儿百病。"黄芪一直被历代医家所推崇和重用。黄芪有三大功效：①益气（固表、敛汗、固脱、补肺脾之气）之功，治疗气虚、气陷、气脱；便血崩漏。②利水之功，治疗水肿。③托疮之功，治痈疽难溃，久溃不敛。

（一）功效与应用

1. 黄芪的益气之功

黄芪的益气之功大家很熟悉。张仲景黄芪桂枝五物汤，治疗血痹身体不仁。李东垣补中益气汤治多种气虚证，用于内、外、妇、儿诸科疾病。王清任之补阳还五汤，重用黄芪治疗中风后之半身不遂。张锡纯创有黄芪膏、清金益气汤，治疗虚劳。邓铁涛以大剂量黄芪为主，治疗重症肌无力。张志远黄芪用至 120g，治疗单纯性肥胖的益气消脂饮，方用黄芪 180g，并认为黄芪剂量应在 150 ～ 250g 为宜，若少于 60g 则益气利水消脂作用甚差。张志远用黄芪配生地黄治早搏，制益气复脉汤：黄芪 150g，生地黄 120g，桂枝 12g，炙甘草 12g，甘松 15g。黄煌教授曾用黄芪桂枝五物汤合桂枝茯苓丸治疗冠状动脉搭桥术后多发性肌炎病例，生黄芪用至 80g，无不良反应。对于脏器下垂者，王清任的黄芪防风汤，大剂量黄芪佐以少量防风治疗脱肛等。《中草药新医疗法资料选编》载脱肛方，用黄芪 4 两，防风 3 钱。邓铁涛治疗子宫脱垂，用补中益气汤加首乌，黄芪必须重用，30g 以上。曾治胃黏膜脱垂之患者，用四君子汤加黄芪 30g，配枳壳 3g 作为反佐，一升一降，再诊时已无胃痛。

（1）黄芪配地龙治疗慢性肾炎

此为国医大师朱良春的经验。朱老认为，慢性肾炎以久病耗损精血，伤及肾气，络脉瘀滞为主要病机，立益气化瘀法治疗慢性肾炎。受王清任补阳还五汤启示，用大剂量黄芪（30 ～ 60g）与地龙（10 ～ 15g）配伍，益气开瘀、利尿消肿、降低血压。在辨证的前提下，以两药为主组成方剂，往往可收到浮肿消退、血压趋于正常、蛋白转阴的效果。

（2）黄芪配防风治劳淋（雷根平经验）

淋证属现代医学的泌尿系感染范畴，是临床常见病、多发病。初发者多实证，复发者多虚证。病情反复发作，长期使用抗生素。临床主要表现为尿频，会阴部坠胀而无尿痛、尿急的劳淋患者日渐增多，而且治疗效果往往不好。细究此证多属久病体虚，中气下陷，谷气下流之证，当补中益气，兼以升提为治，以黄芪配伍防风治疗，效果显著。此外，王清任用之治疗脱肛，亦获佳效。若因中下焦虚寒见怕冷，应合并四逆汤，或附子理中汤。

（3）黄芪、生地黄、芡实治疗膜性肾病蛋白尿（雷根平经验）

膜性肾病属免疫性疾病，多以肾病综合征为表现。膜性肾病的中医病因病机已基本形成共识，认为本病本虚标实，脾肾受损为本虚，水湿、湿热等是标实。大量蛋白尿是膜性肾病发病及进展的关键，所以蛋白尿的治疗尤为重要。大量蛋白尿常采用培、补、固三法合而治之，黄芪培土以升举，生地黄补肾以封藏，芡实固肾以防漏，标本兼治可解决本病的虚实问题，三药配伍治疗膜性肾病蛋白尿效果良好。黄芪常用 60～120g，生地黄常用15～60g，芡实常用 15～45g。

2. 黄芪的利水之功

常人只道黄芪益气，而不知黄芪尚有很好的利水之功。关于利水的使用，分单用与复方。

（1）治水肿——单味使用

单味使用，受清代陆以湉《冷庐医话》用生黄芪四两，糯米一酒盅治疗肿胀患者的启发。前已详述。

1993 年夏末，病房收住一年轻男性患者，24 岁。患肾病综合征，当时肿势较重，与《冷庐医话》记载极其相似。经查体，发现胸水、腹水皆有。予生黄芪 120g 水煎服，服后第一天尿量有所增加，第二、第三天小便达 5000 ～ 6000mL。急查电解质，结果无异常，亦无神疲乏力、肢软等症状。继续服用，直至肿消，胸水、腹水消，小便正常。

黄芪注射液是临床医家十分熟悉的中成药，大剂使用亦有利水消肿的作用，安全性高。2012 年 5 月，乾县刘姓男性患者，80 岁。以双下肢反复水肿 1 月余入院。入院症见神疲乏力，下肢软弱，纳差腰酸，小便短少，大便正常。B 超提示：中量胸水，大量腹水。血浆白蛋白 15.6g/L，24 小时尿蛋白定量 7668mg。中医诊断：水肿。证属脾肾气虚，水湿内停。西医诊断：肾病综合征。入院后即予扩容、利尿、抗凝治疗，静脉注射黄芪注射液 30mL，约一周，效差。后改为黄芪注射液 100mL，以糖液稀释后静脉滴注，余未变。一周后下肢水肿全消，胸水、腹水亦全消失。

此后用大剂生黄芪单味水煎治疗多种水肿，安全效佳，遂创制"独芪汤"，方药组成：生黄芪 100g → 200g → 250g。功能：益气利水。主治：用于因气虚所致各种水肿。如特发性、肾源性、肝源性、心源性、内分泌源性水肿，均有良效。服用方法：单味生黄芪水煎服，或取免煎颗粒剂，开水融化后冲服，日1 剂。

（2）治水肿——复方使用

黄芪复方治水肿，最早见于《金匮要略》防己黄芪汤。《金匮要略·痓湿暍病脉证治》曰："风湿，脉浮，身重，汗出恶风者，防己黄芪汤主之。"《金匮要略·水气病脉证并治》曰："风水，脉浮身重，汗出恶风者，防己黄芪汤主之。腹痛者加芍药。"历代医家对黄芪复方治疗水肿各抒己见，流传下来许多宝贵的经验。

玉屏风散治疗小儿慢性肾炎疗效显著，受蒲辅周、岳美中先生的推崇。临床运用对免疫功能低下确有疗效，尤其是以眼睑浮肿为特征的患者效果突出。

黄煌教授认为，黄芪桂枝五物汤除治疗血痹外，发现其治疗肾病疗效亦非常好。高血压合心脑血管疾病所致的肾病，用黄芪五物汤加牛膝、葛根；糖尿病肾病水肿，用黄芪桂枝五物汤合桂枝茯苓丸。

笔者用大剂量黄芪 100～150g 与益母草 90～120g 配伍治疗特发性水肿，疗效显著。特发性水肿患者有 5 大特点：①水湿泛溢，表现为四肢末端有胀满感。②气虚较重，表现为倦怠乏力、少气懒言，患者常卧床休息后水肿好转或消退，于下午或长时间站立运动后加重。③脾虚常见，表现为腹胀。④多有血瘀。特发性水肿发生常与月经周期有关，多有月经延期、量少色淡，或经行不畅，或伴有明显腹痛、夹杂血块等症。⑤舌脉多支持气虚血瘀。舌质多淡胖，夹瘀者多暗，苔薄白，多腻，多为弦脉。

从其临床特点看，这部分患者水湿泛溢为标，气虚、脾虚、血瘀为本。若拘泥于"发汗、利尿"之法，仅治其标，实难奏效。大剂量黄芪益气利水，益母草活血利水，两药重剂合用共奏健脾益气、活血利水之功，用于特发性水肿，及单侧肢体水肿者，效果良好。

3.黄芪减少尿泡沫之作用

临床观察到，大剂量使用黄芪时尿中泡沫的减少有时比尿蛋白降低要明显。也就是说，黄芪在降低尿蛋白的同时，也减少了尿中泡沫。

（二）争议与己见

1.黄芪服后腹胀，尤其大剂量服用后

只要辨证准确，黄芪不论剂量大小，服后仅少数人出现胸闷、腹胀。若气虚之人突然大剂量服后出现胸闷、腹胀，多属虚不受补，可从小剂量用起，渐增剂量，或方中配伍陈皮。此经验源于岳美中，可参看《岳美中论医集》或《岳美中医案集》。非气虚之人，若大剂量服后出现咽喉部壅塞感，或胸闷、腹胀，唯有陈皮可解。

2.单纯阴虚、湿热、热毒患者黄芪当禁用，有生热、伤阴之弊

个人认为：疾病复杂，单一病机不常见，单药使用，临床更不常见。黄芪虽属甘温之品，但适当配伍，可治疗多种疾病，包括阴虚、湿热、热毒之证。

3.剂量的争议

黄芪用量差异很大。如黄煌认为，张仲景用黄芪有3个剂量段：黄芪大量（5两）治疗水气、黄汗、浮肿，中量（3两）治疗风痹、身体不仁，小量（一两半）治疗虚劳不足。临床应用可据之适当变化。如治浮肿，量可达60～100g；治半身不遂、

骨质增生疼痛等，可用 30 ～ 60g；用于上消化道溃疡，可用 15 ～ 30g。南方医科大学的钟洪等认为，正盛邪实时黄芪用量宜偏少，正虚邪少时黄芪用量宜偏大。一般来说，黄芪用量 5 ～ 10g 能升阳举陷，15 ～ 30g 利尿作用显著，但用至 50 ～ 60g 则尿量反减少。老年人气虚不摄，夜尿或尿频清长，则需用 50 ～ 80g 以益气固摄。脑中风后遗弛缓性瘫痪，宜用 30 ～ 50g。黄芪治疗痿证，常用 100 ～ 120g，最大用至 500g，大补脾胃之元气，使气旺以促血行，祛瘀通络而不伤正，用时可佐陈皮以防壅滞。

个人认为：没有必要去深究黄芪用量差异的错与对。张锡纯有言"用药以胜病为主，不拘分量之多少"，值得借鉴。一切从实际出发，能用轻剂解决问题的没必要用重剂，轻剂解决不了的不要轻易说某药无效。

（三）用药指归

黄煌总结黄芪应用指征：患者面色黄白或黄红隐隐，或黄暗，缺乏光泽，浮肿貌，肌肉松软，腹壁软弱无力，按之无抵抗感及痛胀感，称之为"黄芪腹"。平时易出汗，畏风，遇冷风易过敏，或鼻塞，或咳喘，或感冒。大便不成形，或先干后溏。易于浮肿，特别是足肿，手足易麻木。舌质淡胖，舌苔润。中老年人应用黄芪的机会较多，因缺乏运动、疾病、衰老均可导致肌肉松软，腹部尤为明显，常可伴有水肿等。这种人即《金匮要略》中所谓"骨弱肌肤盛"的"尊容人"，中老年中这种体型尤为多见。邓铁涛认为，舌淡有齿印，脉虚大或寸部弱，再参查有否其他气虚之证，便可考虑使用。本人认为，肾病患者只要见到气虚证，或气虚水肿患者均可使用。

黄芪在临床中使用极其广泛，在肾病治疗中有益气、利尿、减少尿泡沫作用，然剂量跨度相当大。《冷庐医话》中治水肿案，起步黄芪四两；张锡纯之升陷汤黄芪用八钱，可参。笔者治疗肾性水肿合并气虚证者，黄芪每每在 100g 以上，甚至 250g；治疗特发性水肿，大剂量黄芪 100 ～ 150g 与益母草 90 ～ 120g 配伍疗效显著。大多医生只知黄芪益气，不知黄芪尚能利水。黄芪功擅利水，既稳当又有效。其利水，不仅适用于肾性水肿、心源性水肿、肝源性水肿，还用于甲状腺功能减退症、中风之病侧水肿，往往有意想不到之效果。然其要在剂量宜大，必在 100g 之上。

（四）医案赏阅

肾病综合征水肿案

张某，男，52 岁。2016 年 5 月 3 日就诊。

反复发作颜面、双下肢水肿半年，加重 1 周。既往无高血压等病史。刻下症：颜面、双下肢水肿，尿中大量泡沫，夜尿多，4 次 / 夜，口干饮水多，无恶寒，大便正常。舌暗红，边有齿痕，苔白厚腻，脉细。查 24 小时尿蛋白定量 5373mg，血浆白蛋白 25.6g/L。西医诊断：肾病综合征。中医诊断：水肿，证属气阴两虚，湿瘀交阻。予益气养阴，活血利湿。处方：黄芪 100g，熟地黄 30g，芡实 30g，荆芥 10g，白花蛇舌草 30g，丹参 10g，桃仁 10g，赤芍 10g，牡丹皮 10g，土茯苓 30g，佩兰 15g，砂仁 5g。水煎服，日 1 剂。

2016 年 5 月 31 日复诊：建议患者肾穿刺病理检查，患者拒绝。患者周身水肿减轻，小便仍有泡沫，但较前减少。处方：守上方加细辛 15g，辛夷花 6g，茯苓 15g，桂枝 10g。

2016 年 7 月 6 日复诊：水肿减轻，仍以初诊方加减治疗。

2016 年 7 月 12 日复诊：水肿已不明显，小便泡沫减少。24 小时尿蛋白定量 2140mg。处方：黄芪 100g，炒白术 15g，荆芥 15g，熟地黄 45g，白花蛇舌草 30g，桃仁 10g，赤芍 10g，牡丹皮 10g，芡实 45g，茯苓 15g，桂枝 10g，防风 10g，苍术 15g，白豆蔻 5g，草果 5g，浮萍草 30g，连翘 15g。嘱其避免感冒、劳累，坚持服用中药治疗。2016 年 12 月 10 日查 24 小时尿蛋白定量 140mg。

二、附　子

附子，又名附片。具辛、热之性，有毒，归心、脾、肾经，属温里药。有"回阳救逆第一品"之称。张景岳将附子与人参、大黄、熟地黄名之为"药中四维"。功能：回阳救逆，补火助阳，散寒止痛。主治：阴盛格阳，大汗亡阳，吐利厥逆，心腹冷痛，脾泄冷痢，脚气水肿，小儿慢惊，风寒湿痹，痿躄拘挛，阳痿宫冷，阴疽疮漏，以及一切沉寒痼冷之疾。

（一）功效与应用

张仲景《伤寒论》113 方，用附子者 23 方；《金匮要略》用附子者 25 方。四逆汤：附子、干姜、甘草相配为回阳救逆第一方，为附子最重要的配伍。主治：少阴病，脉微细，但欲寐；小便色白者，少阴病形悉具。附子辛热，温阳散寒。一切寒证均可用之。经不同配伍，广泛用于临床各科。治疗肾病用之也不少。

1. 附子配大黄

温阳通便，攻下寒积，治疗寒实内结。《金匮要略·腹满寒疝宿食病脉证并治》15 条云："胁下偏痛，发热，其脉紧弦，此寒也，以温药下之，宜大黄附子汤。"因寒湿内结，阳气郁滞，故宜用大黄附子汤温阳散寒通便。方中大黄泻下通便，附子、细辛温经散寒，并能止痛。后世医家在大黄附子汤的启发下创立的温脾汤，用于阴寒内结，阳虚不运的虚实夹杂证。如：《千金》温脾汤由附子、干姜、大黄等组成。附子与大黄，温阳泄浊，李可用于治疗尿毒症。

2. 附子配薏苡仁

祛湿、散寒、止痹，治疗风湿免疫性疾病证属寒湿者。《金匮要略·胸痹心痛短气病脉证治第九》第 7 条云："胸痹缓急者，薏苡附子散主之。"此条乃言寒湿遏阻胸阳之胸痹。然炮附子温经、通阳、止痛；薏苡仁除湿、宣痹、导湿下行，同时缓解筋脉拘挛，二药合用使阳气振奋通畅，寒湿去。国医大师朱良春、中医专家焦树德用于免疫性疾病，如类风湿关节炎证属寒湿者效佳。

3. 附子配白术

温散寒湿。《金匮要略·痉湿暍病脉证治》第 24 条云："风湿相搏，骨节疼烦，掣痛不得屈伸，近之则痛剧，汗出短气，小便不利，恶风不欲去衣，或身微肿者，甘草附子汤主之。"由于脾肾阳虚不能化湿，在里则小便不利，在外则关节不得屈伸，身微肿。均由风、寒、湿俱盛，内外阳虚，故以桂枝、白术、附子并用，兼走表里，助阳祛风化湿。现今，以之配伍组成的真武汤广泛用于肾病临床。

4. 附子配肉桂

温补肾阳。《金匮要略·血痹虚劳病脉证并治》第 14 条曰："虚劳腰痛，少腹拘急，小便不利者，八味肾气丸主之。"今桂、附相伍，温脾肾之阳，化气利水，用于治疗肾病阳虚水肿。

5. 附子配麻黄

温阳散寒，宣肺利水。治疗阳虚感邪之肾性水肿，尤以颜面及上半身水肿为主的风水证。

6. 附子配白芍

温阳散寒，利水消肿。治疗阳虚水泛之肾性水肿，以全身及双下肢水肿为主。与白术、茯苓、生姜相配温阳利水。

7. 附子配黄连

寒热相配，温肾阳，解血毒。用于治疗尿毒症。

（二）争议与己见

附子，因其有毒，故而引起临床颇多争议。①关于剂量：有主张不可服者，有主张小剂量服用者，有主张大剂量服用者。②关于解毒：方法不一。③关于配伍：附子能否与半夏、瓜蒌同用。

个人认为：中药有毒、无毒是一个相对的概念。应当注意：有毒药物经炮制去毒后就不能再以有毒的概念论之、用之。但人们常犯的错误是，说哪一味药有毒，虽经去毒，仍以有毒对待。附子也一样，生附子有毒，用之宜慎，但经长时间煎煮后毒已去除，就不能再以有毒对待而大限其用量，应当以病情轻重、体质强弱等决定用量用法。

1. 关于附子服法

清代张志聪在《本草崇原》中记载："终身行医，而终身视附子为蛇蝎。每告人曰：附子不可服，服之必发狂，而九窍流血，服之必发火，而痈毒顿生；服之必内烂五脏，今年服之，明年毒发。"代表了当时从医者对附子的认识。正因为有如此记载，对胆小的医生，或在临证时所谓追求平稳的医生要么不敢用，要么主张小剂量使用。然而，附子的使用，张仲景已经给后人做了很好的示范，其用量、煎服方法、解毒方法、适应证、辨证要点在《伤寒论》《金匮要略》中皆做了详细的记述。后世扶阳学说将附子的运用达到了极致，主张早用，广泛、大剂应用，其内容更加完备，解决了不少沉疴重症。其实，中药不乏虎狼之品，临床之际，量大量小不能随心，要在病情。急危重病，自然需量大，慢缓轻症，自然需量小。食药如食饭，饭量大者自然食量大，饭量小者自然食量小。中药有炮制，食材有烹饪，去毒增效，则是同理。

2. 附子解毒方法

诸家论述不一。李可老中医在张仲景《伤寒论》《金匮要略》的基础上，结合多年临证经验总结如下。

（1）乌附类方。炙甘草为乌附之两倍。甘草善解百毒，甘缓以制其辛燥。

（2）蜜制川乌。蜜为百花之精华，芳香甘醇凉润，善解百毒，并制其燥烈。

（3）余药另煎，取汁与蜜再煎，中和毒性，使乌头之毒性降低到最低。

（4）凡用乌头剂，必加两倍量炙甘草，蜂蜜150g，黑小豆、防风各30g；凡用附子超过30g时，不论原方有无甘草，皆加炙甘草60g即可有效监测。

亦有报道：轻度中毒者，肉桂30g研为细末，直接沸水泡服；另有中毒解救方，如金银花30g，绿豆100g，配生甘草60g，水煎服；心律失常者，可用苦参30g煎水温服。

个人认为，李可所总结者多为大剂量用药时必须注意的，值得参考。在临床，首剂大剂量运用常会出现一些反应，郑钦安《医理真传》记载较详。郑钦安为扶阳大家，经验丰富，首剂附子用量，动辄2～4两，常出现一些看似不良反应，但却是"阳气运行，逼阴外出"的正常反应，勘破真伪而继续用药以达到病必除根的目的。但一般医生遇到这种情况，心里没底，很难冷静。

在临床，患者学会先煎，嘱其控制先煎时间非常重要。附子15g先煎半小时，30g先煎1小时，45g以上先煎2小时，并嘱尝其煎液以口不麻为度。根据笔者的临床经验，小剂起步，学会久煎，逐渐增量，比较稳妥。现在有免煎制剂，比较安全，值得推广。

3. 附子与半夏相伍同用

首推医圣张仲景，他在《金匮要略·腹满寒疝宿食病脉证并治》中曰："腹中寒气，雷鸣切痛，胸胁逆满，呕吐，附子粳米汤主之。"附子粳米汤中附子与半夏同用。而后，历代医家据证制方时，以附子与半夏相配的医家如唐代孙思邈《千金要方》中治疗饮酒后及伤寒饮冷水过多所致五饮的"大五饮丸"；宋代《太平惠民和剂局方》中治疗脾肾久虚，荣卫不足，形体羸瘦，短气嗜卧，咳嗽喘促，吐呕痰沫的"十四味建中汤"；宋代朱肱《类证活人书》中治疗阴毒，唇青面黑，身背强，四肢冷，妇人血室痼冷沉寒的"附子散"等均以附子温阳祛寒，半夏化痰散结。近代《丁甘仁医案》中以附子配半夏者就有 50 多处，其治疗病种达 10 余种，包括痰饮、疝气、中风、伤寒、肿胀、痢疾、哮喘、痹证等；《赤水玄珠》以生附子、生半夏、生姜相配（三生饮）治痰眩，后世不仅用治痰眩，更喜将其用于真中风危证的治疗。现代中医临床家李可在《李可老中医急危重症疑难病经验专辑》中创制"破格救心汤"与小青龙汤合方治疗肺心病心衰、呼吸衰竭等急危重症，其中以生半夏与大剂量附子同用，以回阳涤痰，力专效宏。这说明古代权威的药学著作及历代医家并没有将附子与半夏配伍作为相反之药看待。

4. 附子与瓜蒌

古代医家对附子、瓜蒌是否可以同用存在不同的意见：一方面，一些古代医家认为反药临床不可同用，如《神农本草经》中就提到"勿用相恶、相反者"；陶弘景《本草经集注》云："相反者，则彼我交仇，必不宜合。"另一方面，一些古代医家认为附子、瓜蒌临床可以同用，如《金匮要略》中有附子、瓜蒌同用的栝楼瞿麦丸，用来治疗上燥下寒证；《外台秘要》的白芷散中附子、瓜蒌同用，医家用此方治疗"伤寒愈后易复者"；《千金翼方》中附子、瓜蒌同用的槟榔丸治疗"老小水肿，虚肿，大病客肿作喘者"。

《国家基本药物中成药制剂品种目录》（2004 年版）包含的1260 个中成药品种中含有 8 个十八反药组品种；而现代诸多动物实验从生理、毒理、药效等方面论述了附子、瓜蒌是否可以同用的问题。如肖成荣等对瓜蒌配伍乌头影响大鼠肝细胞色素P450 酶含量进行了研究，结果显示，乌头与瓜蒌配伍可显著降低 P450 酶含量，与其相应单药组及正常对照组比有显著差异。提示，瓜蒌与乌头配伍毒性并不增加，相反有些毒性有所降低。赵海峰等采用薄层色谱法比较单煎液与附子、瓜蒌合煎配伍后各种化学成分的变化情况，结果显示，薄层色谱出现变化，提示两药合煎时可能有新化学成分生成，或成分之间反应影响毒性成分溶解度，提示附子、瓜蒌配伍后可能有一定毒副作用。

北京中医药大学费宇彤、钟赣生通过检索中国期刊全文数据库（CNKI）、中文科技期刊全文数据库（VIP）等 8 个数据库，检索出附子、瓜蒌临床同用治疗疾病的临床研究文献 57 篇，主要治疗胸痹、心悸、咳、喘等疾病。证型有"寒凝""痰瘀""气滞血瘀""心肾阳虚""心阳虚""阳虚水泛"，临床上附子配伍瓜蒌有温阳散寒、破痰开结的作用，因而可用于治疗循环、呼吸、代谢等多系统疾病。

本人多年来用旋覆代赭汤加附子理中丸治疗中焦虚寒所见的

心下痞满，噫气不除伴畏寒怕冷，用柴胡桂枝干姜汤合四逆汤治疗胃脘胀满，恶凉食，口苦，咽干，全身怕冷、四肢冰凉等症，从未见不良反应。

（三）用药指归

1. 何绍奇辨阳虚证要点

何绍奇总结火神派郑钦安辨认阳虚证 13 要点，常为运用附子指征：①少神或无神。②喜卧懒言，四肢困乏无力，或蜷卧恶寒，两足常冷。③不耐劳烦，小劳则汗出。④咯痰清稀，或呕吐清冷痰涎、清水，或清涕自流。⑤语声低弱。⑥唇色青淡或青黑。⑦痛喜揉按。⑧满口津液，不思茶水，间有渴者，即饮也只喜热饮。⑨女子白带清淡而冷，不臭不黏。⑩饮食减少，喜食辛辣煎炒极热之品，冷物全然不受。⑪小便清长，大便通利。⑫面白舌淡，即苔色黄也定多润滑。⑬脉微或浮大而空。扼要地说，突出在一个"神"字，凡是"起居、动静、言语、脉息、面色，一切无神"，即是阳气虚衰的阴证。

2. 四川范中林、山西李可最重舌象

范中林认为，凡舌质淡或淡红，或暗淡；舌体胖，或有齿痕；舌苔白腻，或灰腻，或白滑者，即舌无热象者，均为附子或四逆汤的使用指征。李可认为，对于阳虚病证，舌象拿准了，放胆用附子，绝对没问题。

3. 南京中医药大学黄煌教授注重附子证、脉、体质

（1）附子证

精神萎靡，嗜卧欲寐；畏寒，四肢厥冷，尤以下半身、膝以

下清冷。

（2）附子脉

脉微细；沉伏（重按至骨方能按到）；细弱（脉细如丝，无力）；或脉突然浮大而空软无力。偶有不见细弱，反见有力者，但同时必须具有其他症状。如《金匮要略》大黄附子汤证脉象紧弦，桂枝附子汤证脉象浮虚而涩，其见症为"胁下偏痛""身体烦疼，不能自转侧""汗出"等。

（3）附子体质

①精神萎靡，极度疲劳感，声音低微。②畏寒，四肢冰冷。③大便溏薄或泄泻，泻下多为不消化物，并伴有腹满、腹痛等。④浮肿，尤其是下肢凹陷性水肿，有时可以有腹水。血压偏低，心、肾功能降低。常以"微""萎""畏""肿"概括。

（四）医案赏阅

1. 慢性肾炎尿毒症

杨某，女，61岁。

1995年去大同看望儿子，旅途感寒，到大同后次晨，突然浮肿尿少，寒热如疟而入某医院，诊断为慢性肾炎急性感染。住院治疗50日，病情恶化，由儿子送回家乡，准备后事，其女邀余视诊。

1995年9月17日初诊：某医院出院诊断为慢性肾炎尿毒症。尿蛋白（+++），二氧化碳结合力（CO_2CP）35%，尿素氮50mmol/L，建议做血液透析治疗。刻见：葫芦脸型，头痛呕吐厌食，大便色黑，小便如浓茶，量少，全身浮肿，腰痛如折，口臭有烂苹果味，舌苔黑腻，脉沉细涩。证属肾炎迁延，邪实正虚，水湿浊秽入血化毒，三焦逆乱，胃气败坏，肾阳衰微。拟温阳益肾，涤荡湿浊为治。附子 15g、大黄 15g、细辛 10g、红参15g（另炖）、灵芝 15，生半夏、茯苓各 30g、猪苓、泽泻、焦三仙各 15g、炙甘草 10g、补骨脂、菟丝子、枸杞子、淫羊藿各15g、芒硝 15g、鲜生姜 30g、姜汁 10mL、大枣 10 枚。3 剂。

1995 年 9 月 21 日二诊：上药立服后呕吐，食纳增，小便渐多，色转淡。原方去生半夏，鲜生姜减为 10g，加生黄芪 45g。继服 3 剂。

1995 年 9 月 25 日三诊：其女来告，黑便变为黄软便，尿色清，下肢肿胀已退其半，纳食大增。农村医疗条件有限未能化验。药及同前，邪去正安。原方大黄、芒硝减为 10g，生黄芪加至 60g。10 剂。

1995 年 10 月 7 日四诊：患者坐车进城，浮肿全消，纳食正常，到城关医院化验，血、尿均无异常发现。邪退正虚，气短懒言，腰仍乏困，予培元固本散一料（全河车 1 具，黄毛茸 50g，三七 100g），高丽参、琥珀各 50g。制粉，每次 3g 热黄酒送服，每日两次。追诊五年，一切正常。 （李可医案）

2. 小儿慢性肾炎

孙某，男，8 岁。

全身水肿 3 月余，以面目及四肢为甚。多处求医，多以五苓散、五皮饮一类方剂施治，又兼西药利尿剂，屡用无效，反而病势日增。某医院诊断为"慢性肾炎"。现症见：面青暗滞，精神委顿，四肢不温，口不渴，水肿按之凹陷久而不起，舌白滑，脉沉细。证属元阳衰惫，治宜扶阳抑阴，方用茯苓四逆汤去人参。附子60g，茯苓15g，干姜15g，炙甘草6g。附子先煎，煨透无麻味后，再下余药。3剂。

服上方药后，小便通畅，肿势减轻。用理中汤加附子。附子60g，党参15g，白术9g，干姜9g，炙甘草6g。3剂。

服药后，肿势继续减轻，唯小便量尚少，显示温阳之力犹嫌不足，予以白通汤，重用姜、附，交通肾阳，宣达气机。药用：附子90g，干姜24g，葱白3茎。2剂。

服药后，小便通畅，肿势大减，原方再服5剂，症状消失。

（戴丽三医案）

3. 肾结石

某男，52岁。

腰痛5年余，有时酸痛难忍，上个月X线检查示：双肾肾盂有9粒结石阴影，最大一粒1.2cm×0.5cm，诊为肾结石。请顾氏诊治，腰部连小腹胀痛，小便不畅而掣痛，大便稀溏，畏寒，手足冷，脉沉紧重取无力，舌青苔白腻，诊为肾结石。证属脾湿肾寒，寒湿阻滞。投四逆汤合五苓散加白术、细辛、薏苡仁、通草，服药9剂，小便时排出结石3粒，继以扶阳温肾、化湿排石治之。附子100g（先煎3小时），干姜15g，桂枝15g，细辛6g，茯苓15g，薏苡仁30g，生鸡内金10g，甘草6g。服药30余剂，腰不疼，小便较畅，口服上方，加减20余剂，小便通畅，体质好转。X线检查，肾盂已无阴影。除鸡内金外，未用其他排石类药，如金钱草、海金沙之类，专从阴寒湿盛着眼，投以大剂附、姜，不活石而活人，愈此结石之症，确有吴门风范，见石不活石，而能成功排石，靠的是治之但扶其真元的火神心得，从扶阳入手，用大剂四逆汤加味，生动体现了扶阳理论的威力。

（顾树华医案）

4. 慢性尿路感染

鱼某，男，55 岁。2011 年 8 月 19 日初诊。

尿频、尿急、尿痛伴腰痛 1 年余，加重 4 个月。患者 1 年前无明显原因出现尿频、尿急、尿痛伴有腰痛，尿中有泡沫，神疲乏力，曾来我院就诊，经治疗后（具体药物不详）症状好转，后未系统治疗，一年来本病反复发作。常服金砂五淋丸、三金片及中药清热通淋之品。4 个月前劳累后上症加重，在陕西省核工业二一五医院查超声，示肝囊肿、前列腺小囊肿。患者自服前列舒乐胶囊、桂附地黄丸等药物，效果不佳，甚为痛苦，为进一步治疗遂来我科就诊。既往史：慢性胃炎 10 年余。现症见：尿频、尿急，尿痛不甚明显，头晕，纳差，胃脘部发凉，口干，但不喜饮，喜热饮食，口苦，口臭，服牛黄上清丸后泻甚；夜休差，腰痛，腹部胀，会阴部有下坠感，性功能下降，偶有双下肢轻度浮肿，神疲乏力，畏寒怕冷，大便溏。舌暗，苔黑灰，脉沉缓弦。辅助检查：尿常规：WBC（++），PRO（-）。西医诊断：慢性尿路感染。中医诊断：淋证。处方：制附片 30g，干姜 30g，甘草 30g，柴胡 10g，黄芩 10g，桂枝 10g，肉桂 3g，生牡蛎 10g，花粉 10g，黄芪 60g，当归 10g，淫羊藿 30g，枸杞子 30g，菟丝子 30g，补骨脂 30g，白术 10g，陈皮 10g，白芍 10g，防风 10g。7 剂，水煎服，日 1 剂，分早晚温服。

　　2011年8月29日复诊：服上方后诸症均减，患者十分高兴，嘱其再进。后以丸药巩固疗效。　　　　　　　（雷根平医案）

三、生地黄

　　地黄为玄参科植物地黄的新鲜或干燥块根，新鲜者称为鲜地黄，干燥或缓缓烘焙至约八成干者称为干地黄。二者统称生地黄，均有清热、凉血、养阴的功效。但鲜地黄其气大寒，清热凉血作用较为突出，而干地黄较鲜地黄苦寒之性有所减轻，以甘寒为主，益阴、养血、清热功效较佳。生地黄，味甘苦，性凉；功效：清热生津，滋阴养血。主治：阴虚发热，消渴，吐血，衄血，血崩，月经不调，胎动不安，阴伤便秘。

（一）功效与应用

1. 补肾填精

　　《素问·阴阳应象大论》言："精不足者，补之以味。"仲景以肾气丸补肾之阳，钱乙以六味地黄丸补肾之阴。张景岳基于临床提出千古名句："善补阳者，必于阴中求阳，则阳得阴助而生化无穷；善补阴者，必于阳中求阴，则阴得阳升而泉源不竭。"创制左归丸、右归丸，大行补肾之道，临床疗效卓著，从而得"张熟地"之美名。临床中多种肾病常见气阴两虚证型，本人根据多年观察发现，临床伴或不伴有口干喜饮、五心烦热、腰酸疼痛等肾阴虚症状，但见舌质红即为肾阴虚的表现。生地黄使用指征：无论何种肾病，无论使用激素与否，但见舌质红，即可使用。临床还常见到初期舌质并不红，但在使用激素后舌质渐渐变红，有些患者会出现烦躁、失眠、颜面发红等阴虚阳亢、阴虚生热的表现，均为生地黄使用指征。使用生地黄，必当重用，一般30g 以上。如此使用，不仅能够明显地改善症状，而且对尿蛋白的消除有非常明显效果。常用黄芪培土利水，芡实补肾固精，生地黄养阴填精，三味相伍培补脾肾，标本兼治，治疗肾病蛋白尿，疗效甚佳。

舌质红固然是阴虚见证，也是生地黄的使用指征。然而，兼夹证亦不少。在阴虚基础上有兼虚寒者，有兼水湿者，有兼脾虚者，有兼肝郁者。兼虚寒当佐以补虚散寒，兼水湿者当佐以行水利湿，兼脾虚者当佐以健脾益气，兼肝郁者当佐以疏肝解郁，否则会变生他证。不少医家误以为生地黄不良反应大而轻言生地黄不能用，其实，生地黄不良反应很少见，偶有便溏，减生地黄用量，酌加山药、葛根即可。

2. 活血通痹

仅仅把生地黄理解为一味养阴补肾药，那是不够的。它还是一味活血通痹的良药。《神农本草经》记载："干地黄，味甘、寒，无毒。治折跌，绝筋，伤中。逐血痹，填骨髓，长肌肉。作汤，除寒热、积聚，除痹。生者尤良。"《神农本草经》明确指出生地黄可"逐血痹"，且可"除痹"，"生者尤良"。张锡纯的《医学衷中参西录》言："地黄大能滋阴养血，大剂服之，使阴血充足。"姜春华教授善用大剂量生地黄于温散蠲痹、祛风通络药中，以凉血清营、养血补肾、滋阴润络。生地黄一般用量60 ～ 90g，最多可用至 150g。黄煌的《方药传真》载："陈建民、夏翔教授伍用生地黄治疗自身免疫性疾病，如类风湿关节炎、系统性红斑狼疮、干燥综合征，以及过敏性皮肤病、糖尿病等。用量 12 ～ 90g。"

肾病中常用生地黄配川乌，养血蠲痹除顽疾。川乌辛温燥烈而散寒止痛效佳，生地黄养血通脉而除痹性良。两者相伍可用于各种痹证，如风湿性关节炎、类风湿关节炎、坐骨神经痛、强直性脊柱炎等。生地黄一味不仅热痹可用，寒痹亦可用。

（二）争议与己见

1. 关于生地黄碍胃与滑泻

《得配本草》云："世人动云生地妨胃，其能开胃，人实不晓……畏不敢用。""如日日煎服，久则脾胃大凉，必至泄泻，元气困乏。"本科教材也在讲，本品滋腻碍胃，性寒，脾胃虚弱泻痢者当忌。证之临床，不可一概而论。"若胃阴虚，而胃土干燥，致胃气不运者，生地滋其阴，以清其火，而胃气从此运行，饮食自然渐进。"如《温病条辨》益胃汤之名训。张景岳一生长于用熟地黄，对生地黄也感悟颇深。"凡诸真阴亏损者，有为发热，为头疼……或水犯于皮肤，或阴虚而泄利，或阳浮而狂躁，或阴脱而仆地……阴虚而水邪泛滥者，舍熟地何以自制；阴虚而真气散失者，舍熟地何以归源；阴虚而精血俱损，脂膏残薄者，舍熟地何以厚肠胃。"张景岳虽言熟地黄"阴虚而泄利"可用，生地黄亦当如此。本人曾以六味地黄汤重用生地黄治一胰腺手术后大便频多且遗案例，重剂生地黄不但久泻得以改善，而身体并无大碍。治病重在辨证,临证体悟药性,不可脱离临床,人云亦云。细考陈士铎《本草新编》中言生地黄"凉中有补"之说,张锡纯重剂生地黄治暴吐下泄治验,实属真知灼见。

2. 言凉血止血者多,言通脉除痹者少

言生地黄凉血止血,治疗各种热症出血,以犀角地黄汤为代表。言其通脉除痹者少。《神农本草经》言:"干地黄,味甘、寒,无毒。主治折跌,绝筋,伤中。逐血痹,填骨髓,长肌肉。作汤,除寒热积聚,除痹。生者尤良。"可见生地黄入汤剂除痹之功早有记载。当代上海姜春华老中医临证治疗痹证,注重以肾为本,善用大剂量生地黄于温散蠲痹、祛风通络之中,配以凉血清营、养血补肾、滋阴润络之品,尤其对反复发作的顽痹,即现今的风湿性关节炎或类风湿关节炎,每获良效。

3. 关于大剂量地黄之类似激素样作用

经过近 30 年的研究,发现地黄中的主要化学成分为苷类、糖类及氨基酸,研究报道中多以苷类为主,在苷类中又以环烯醚萜苷为主。目前已从地黄中分离出 32 种环烯醚萜苷类化合物,其中以梓醇含量最高。现代药理研究证实,地黄有皮质激素样免疫抑制作用,因而对变态反应性免疫疾病有一定疗效。临床医生体会,只有生地黄大剂量使用时才具激素样作用。当代名医姜春华主张大剂量生地黄治疗关节炎,且生地黄为其治疗痹证的重要药物。根据其经验,治疗痹证生地黄用量为 30 ~ 90g,无论治疗风湿性关节炎还是类风湿关节炎,均有效。上海夏翔教授的经验药对:黄芪,生地黄。两者相互配伍益气养阴,在治疗与免疫密切相关的疑难杂病中发挥重要功效,可用于风湿热、类风湿关节炎、干燥综合征、系统性红斑狼疮等自身免疫性疾病，效果显著。黄芪用量 15 ～ 60g，生地黄剂量 15 ～ 120g。本人用生地黄、黄芪与芡实配伍，培补肾精，标本同治，用于肾病蛋白尿，效佳。

（三）用药指归

作者经验：肾病患者，无论何病，但见舌质红者，均可用之。

（四）医案赏阅

1. 重用生地黄止泻案

潘某，男，56 岁。2013 年 10 月 6 日初诊。

主诉：血糖高 30 年，胰头癌术后久泻 2 年。患者 30 年前体检发现血糖增高，后就诊我院，诊断为 2 型糖尿病。先后服用二甲双胍、格列齐特、阿卡波糖等药，病情平稳。近 5 年注射胰岛素（诺和灵 30R 9U，一日两次，皮下注射）血糖控制不理想，空服血糖在 12 ～ 28mmol/L。2 年前因慢性胰腺炎癌变倾向行胰腺切除术并胃肠、胰肠、胆肠吻合术，术后逐渐出现大便习惯改变：大便次数增多，严重时每日 7 ～ 8 次。初始大便成形，近一年呈溏便，甚则呈水样便，有时呈油状，进食油腻食物后加重。常因大便遗到内裤而烦恼。日见消瘦。西医考虑，胰头癌术后并发脂肪泻。用药无效，日渐严重，延至今日，就诊我处。刻下：口干，神疲乏力，耳鸣，手足心热，腰酸腰痛，大便频，一日 7 ～ 8 次，严重时日近 20 次，质溏或稀水样便。夜休差。既往史：慢性胰腺炎病史 10 余年。体格检查：形体偏瘦，精神欠佳，舌质红暗而干，苔薄腻，脉细滑。中医诊断：消渴，泄泻。证属气阴两虚，湿热中阻。西医诊断：2 型糖尿病；胰头癌术后。治法：益气养阴，清热燥湿。处方：六味地黄汤加黄芪。生地黄 30g，山萸肉 15g，山药 15g，牡丹皮 10g，茯苓 10g，泽泻 10g，苍术 30g，玄参 30g，生黄芪 30g，丹参 15g，葛根 15g。早晚温服。7 剂，日 1 剂。

复诊：1 周后来诊，上药效佳，诸症皆减。苔腻有减，舌质仍红。上方生地黄、生黄芪改为 60g，继服。

三诊：病情平稳，近日测血糖空腹 7～12mmol/L，餐后 12～20mmol/L。大便亦较前好转，次数减少，仍溏泄，偶成形，未再出现稀水样便。嘱其守方继服。

四诊：测血糖空腹 4～5.5mmol/L，餐后 6～8mmol/L。病情平稳，用水丸长期服用。

本例患者本以血糖增高，控制不理想，形体渐瘦来诊。大便频多且遗，难以启齿。等到三诊时发现大便有显著改善，非常高兴，才告知于我。一般来讲，生地黄性凉而滋腻，大便溏泄者宜忌，然本例患者重剂生地黄不但久泻得以改善，而且身体并无大碍，实属出于意外。

（雷根平医案）

2. 重用生地黄治痹症案

陆某，男，49 岁。

类风湿关节炎患者，小关节变形、疼痛，手足均见凹陷性浮肿，舌淡，苔薄白，脉滑。予防己茯苓汤加活血药。防己 9g，黄芪 15g，桂枝 9g，丹参 15g，当归 9g，生地黄 90g，蚕沙 15g。

7剂，痊愈。

此则姜春华医案短小精炼，从关节变形看，此患者病已很久。用药中，他药很平常，唯生地黄一味超大剂量，7剂痊愈，效果神奇。重剂生地黄除痹，可见一斑。　　　　（姜春华医案）

四、牛　膝

牛膝，多年生草本植物。味苦、酸，性平，无毒。归肝、肾经。功效：补肝肾，强筋骨，活血通经，引火（血）下行，利尿通淋。主治：腰膝酸痛、下肢痿软、血滞经闭、痛经、产后血瘀腹痛、癥瘕、胞衣不下、热淋、血淋、跌打损伤、痈肿恶疮等。牛膝有怀牛膝、川牛膝之分。土牛膝泻火解毒，多用于治疗咽喉肿痛。处方中写的牛膝，多指怀牛膝。牛膝无毒，临床应用较为安全，可依病证加大剂量应用。

（一）功效与应用

1. 补肝肾，治痿痹

《本草经疏》云："牛膝，走而能补，性善下行，故入肝肾。主寒湿痿痹，四肢拘挛，膝痛不可屈伸者。肝脾肾虚，则寒湿之邪客之而成痹及病四肢拘挛，膝痛不可屈伸。此药性走而下行，其能逐寒湿而除痹也必矣。"本品长于治下半身腰膝关节疼痛，常伍杜仲，相须为用，增强补肝肾、强筋骨之药力。用治肝肾不足而致的腰腿疼痛，两足无力。盖补肝则筋舒，下行则理膝，行血则痛止。代表名方：独活寄生汤。朱良春使用本品单味重剂 20～60g 治疗足跟痛患者有良效。性下行，以引经。朱震亨认为，牛膝能引诸药下行，筋骨痛风在下者，宜加用之。《医学衷中参西录》云："牛膝，原为补益之品，而善引气血下注，是以用药欲其下行者，恒以之为引经。"牛膝治口疮齿痛，因其气血随火热上升，重用牛膝引气血下行，并能引其浮越之火下行，是以能愈也。伍以赭石、龙骨、牡蛎诸重坠收敛之品，治疗由高血压引起的以眩晕、耳鸣为主要表现的脑血管疾病，效果良好。

2. 能滑窍，通淋证

明·李中梓的《本草通玄》中记载："按：五淋诸证，极难见效，唯牛膝一两，入乳香少许，煎服，连进数剂即安。性主下行，且能滑窍，梦失遗精者，在所当禁，此千古秘奥也。欲下行则生用，滋补则酒炒。"对反复发作的尿路感染，个人体会，用大剂牛膝伍少量乳香效果很好。牛膝、乳香，伍以李可肾四味（淫羊藿、菟丝子、枸杞子、补骨脂），或杜仲、川断，用之治疗急、慢性上下尿路感染，几无失手。

（二）争议与己见

怀、川牛膝之别：怀牛膝，系苋科多年生草本植物。根呈圆柱形，茎有棱角，节部膨大，状似牛的膝盖，故称牛膝。怀牛膝因产于历史上的怀庆府而得名，位于今河南焦作一带。怀牛膝的特点是：条子粗壮、明亮、色泽鲜艳、油性多。怀牛膝，为享有盛誉的"四大怀药"之一，其质量最佳，数量也居全国之首。川牛膝味甘、微苦，性平，归肝、肾经，有宣散降泄、活血通经、祛风除湿、通利关节、利尿通淋等功效，主治血瘀经闭、痛经、难产、胞衣不下、关节痹痛、足痿筋挛、尿血、血淋、跌仆损伤等。川牛膝主产于四川的雅安、乐山和西昌等地。二者均能活血通经，引火下行，补肝肾，强筋骨，利尿通淋。但川牛膝偏于活血祛瘀，通利关节，其通散止痛之力较强；怀牛膝偏于补肝肾，强筋骨，于下焦虚损而瘀痹者尤宜。

量效之别：牛膝无毒，临床应用较为安全，可依病证加大剂量应用。文献记载最小用量为10g，最大用量为250g。在治疗痹证时，小剂量治疗效果不佳，大剂量时才能取得显著疗效。

在临床治疗中，很多情况下可通用。

（三）用药指归

古往今来，牛膝一直被广泛用于临床，应用范围已经涉及内、外、妇、儿、五官、骨伤等科。本品味苦、酸，性平，专入肝、肾两经。具有壮筋骨，补虚损，通淋止痛之功。性善下行，长于治下半身腰膝关节疼痛，四肢拘挛，膝痛不可屈。

牛膝多用于补益肝肾，强筋壮骨。很少提及本药治疗淋证。实际上，不管怀牛膝，还是川牛膝都有很好的治疗淋证的作用。阅读四川名医刘梓衡先生编著的《临床经验回忆录》，其后有附录3篇，皆言两味药治重症之奇验，其中有一案用牛膝31g，乳香3g治疗一青年工人之血淋，"小便时阴茎疼痛，龟头包皮水肿如大气球，有如斗碗，状若水晶"，效果非常显著。后阅《本草纲目》《张氏医通》等书，皆言牛膝为淋证之要药。《诸病源候论》云："诸淋者，由肾虚膀胱热故也。"遂结合自己用药习惯，于四妙丸加炒杜仲、炒川断组成方剂：牛膝31g，乳香3g，苍术10g，黄柏10g，薏苡仁30g，炒杜仲12g，炒川断12g。水煎服，用之治疗急慢性尿路感染，效果显著。近年来，根据李可经验将其改良为肾四味（淫羊藿、菟丝子、枸杞子、补骨脂），加牛膝31g，乳香3g，用于反复发作的泌尿系感染，即中医学之劳淋范畴，效果显著。

《辨证录·卷六·暑症门》还肾汤："熟地三两，甘草一钱，肉桂五分，牛膝五钱。水煎服。主治中暑热之气，两足冰冷，上身火热，烦躁不安，饮水即吐。人以为下寒上热之症，乃暑气之阻隔阴阳也。""两足冰冷，上身火热"之症，临床并不少见，肾病有之，杂病更为多见，此方治之，颇有效验。临床不可不知。

牛膝配伍三妙散治痛风效果显著。痛风病是一种由于嘌呤生物合成代谢增加，尿酸产生过多或因尿酸排泄不良而致血中尿酸升高，尿酸盐结晶沉积在关节滑膜、滑囊、软骨及其他组织中引起的反复发作性炎性疾病，与饮食代谢密切相关。在中医看来，基本病机属下焦湿热者居多。临床用牛膝伍三妙散（苍术、黄柏、川牛膝）加生薏仁，组成四妙丸，可清热利湿，通筋利痹。主治湿热下注，两足麻木，筋骨酸痛等。用于治疗丹毒、湿疹、骨髓炎、关节炎等病。今用于治疗痛风，以降低血尿酸、缓解关节疼痛，久服可消除痛风石。亦用于急慢性肾炎尿毒症的治疗。

（四）医案赏阅

1. 治血淋

杨某，男性，青年工人。

溲时阴茎疼痛，近更屙又屙不出，龟头包皮肿大如气球，走路擦到就痛。及就诊时，见其面色青黄，山根微青带黑，舌白兼黄，脉浮数而滑。为之检视，龟头包皮肿大，有斗碗大，如水晶状。此血淋所致，小便难出，浸入皮肤，结成此水晶球也。处方：牛膝31g，乳香3g。次日来诊，自云："服药后，茎中及龟头痛已解。"嘱其再服。第三天来候诊时，见其头面光泽，喜笑颜开，说："昨日捡两剂，连服三次，半夜起来，尿胀慌了，跑进厕所，因为不痛，拉一阵尿，然后才发觉龟头泡被抓破了，整个内裤及两胯都打湿了。"　　　　（刘梓衡《临床经验回忆录》）

2. 治足跟痛

张某，男，53岁。2016年6月7日初诊。

间断左足跟疼痛两年，局部皮色如常，不红不肿，劳累及久站后加重，发作时不敢踩地，不敢久站久行。伴右耳耳鸣，手脚心发热，偶有腰酸困。曾多处求医，效果欠佳。1个月前症状加重，就诊于我院骨伤科，相关检查均无异常。舌红，苔少，左脉滑，右脉弱。足少阴肾经入脚后跟中，肝肾亏虚，气血失于周流，使足跟部疼痛不适。治疗以补肝肾为法，方用六味地黄丸加减：生地黄30g，熟地黄30g，山茱萸15g，生山药10g，牡丹皮10g，茯苓10g，泽泻10g，牛膝30g。7剂。每日1剂，分早晚温服。

2016 年 6 月 14 日二诊：足跟痛明显减轻，久站久行后能耐受、耳鸣、腰酸困、手脚心发热均减轻，在原方基础上加石斛 20g，增强滋阴效果，加生黄芪 60g，赤芍、丹参各 20g，益气活血，以巩固疗效。

（雷根平医案）

五、薏苡仁

薏苡仁，始载于《神农本草经》，为禾本科植物薏苡的干燥成熟果实。主要产于福建、河北、辽宁等地。具有健脾渗湿、利水通淋、清热排脓、除痹抗癌之功。主治水肿湿痹，脚气疝气，泄痢热淋。又可治疗脏腑内痈，辅助抗癌。

（一）功效与应用

1. 伍川萆薢、土茯苓降尿酸

川萆薢，性平，味苦；入肝经、胃经、膀胱经。具有利湿去浊、祛风除痹之功。常用于膏淋，风湿痹痛，关节不利，腰膝疼痛。土茯苓，甘淡，平；归肝、胃、脾经。具有解毒、除湿、利关节之功。常用于治疗梅毒，淋浊，筋骨挛痛，脚气，疔疮疮，痈肿，瘰疬，梅毒及汞中毒所致的肢体拘挛，筋骨疼痛。其排毒之功极强。

薏苡仁、川萆薢、土茯苓三药均味淡，能利能渗，既能健脾、除湿排毒，又能通络，与高尿酸血症脾虚湿盛病机相吻合，重用生薏苡仁，伍川萆薢、土茯苓用于降血尿酸，作用良好。

2. 伍忍冬藤止痹痛

忍冬藤，味甘，性寒；归肺、胃经。具清热解毒，疏风通络之功。常用于治疗温病发热，风湿热痹，关节红肿热痛。与薏苡仁相伍除湿、清热、解毒，用于治疗痛风性关节炎急性期出现的关节红、肿、热、痛。需重剂用之，效果显著。《本草新编》云："薏仁最善利水，又不损耗真阴之气。凡湿盛在下身者，最宜用之。视病之轻重，准用药之多寡，则阴阳不伤，而湿病易去……故凡遇水湿之症，用薏仁一二两为君，而佐之健脾去湿之味，未有不速于奏效者也。倘薄其气味之平和而轻用之，无益也。"

3. 伍南星、半夏治骨痛

南星具有散风、祛痰、镇惊、止痛的功效，可治中风麻痹，手足痉挛，头痛眩晕，惊风痰盛等病证。半夏辛散温燥，主入脾胃兼入肺，能行水湿，降逆气，而善祛脾胃湿痰。《本草汇言》云："天南星，开结闭、散风痰之药也。但其性味辛燥而烈，与半夏略同，而毒则过之。半夏之性燥而稍缓，南星之性燥而颇急；半夏之辛劣而能守，南星之辛劣而善行。若风痰湿痰，急闭涎痰，非南星不能散。"

薏苡仁与南星、半夏同用辛散镇痛之功较强，用于肿瘤性、肾性骨痛有一定的疗效，且生用效佳。但因南星、半夏有毒，临床应用多有限制。临床应用注意解毒，保证用药安全。山西名医李可经验：生半夏与等量生姜同用可解生半夏之毒。

(二) 争议与己见

薏苡仁因其药食两用，甚为平常，大多医家弃之不用；个别医家却大为赞赏，言重用则功效非凡。然究竟孰是孰非？

笔者认为，薏苡仁所有功效离不开其健脾与除湿之作用。因其能健脾又能除湿，且除湿排毒之力胜于健脾之功，广泛用于现今代谢性、免疫性疾病，包括痛风、糖尿病、结缔组织病（尤其各种关节炎）、肿瘤等疾病，并且有明显的量效关系，因其同时具有健脾之功，用之临床常常无伤正之毒副作用。

薏苡仁因张仲景治疗肺痈的《千金》苇茎汤和后世治疗下焦湿热的四妙丸而广泛用于感染性疾病；因《温病条辨》的薏苡仁汤而广泛用于关节炎、神经炎以疼痛为主的病证，其止痛效果随其量的增加而增强，多数医家主张应大剂量，一般 100～200g。因其能健脾、除湿，笔者用大剂量伍川萆薢、威灵仙降尿酸，消痛风石、治尿酸性肾病，在辨证的基础上大剂量使用（100～150g）效果亦佳。因其强大的免疫调节和除湿排毒功能，被广泛用于肺及胃肠道肿瘤。《本草选旨》归纳薏苡仁的效用和配伍为："同天麻以治肺，同苓术以治脾，同苍朴以治胃，同牛膝以治肾，同木瓜以治足，同人参以治心，同二陈以治痰，同平胃以治湿，同苍柏以治痿，同归芍治隐肿，同槟榔以治脚气，同五苓以治水湿蕴蓄之不利。"可参。

（三）用药指归

《本草述》云："薏苡仁，除湿而不如二术助燥，清热而不如芩、连辈损阴，益气而不如参、术辈犹滋湿热，诚为益中气要药。"《本草纲目》曰："薏苡仁属土，阳明药也，故能健脾益胃。虚则补其母，故肺痿、肺痈用之。筋骨之病，以治阳明为本，故拘挛筋急、风痹者用之。"薏苡仁味甘淡性微寒，归脾胃肺经，为淡渗之品，既能除风湿、利水湿、止痹痛、缓拘挛，又可顾护中焦、健脾运湿。《药性本草》谓薏苡仁"治肺痿肺气，积脓血，咳嗽涕唾，上气，煎服，破脓肿"。生薏苡仁既能健脾，又能除湿。量小以健脾为主，量大以除湿为要。药食两用，不敢为轻。

（四）医案赏阅

1. 痛风石验案

朱某，男，70岁，咸阳市正阳乡韩家湾村人。2003年9月10日初诊。

反复双足跖趾关节疼痛20年，伴关节畸形5年。患者20年前自觉双足跖趾关节疼痛，局部皮肤红肿热痛，休息后稍有缓解。于当地医院就诊，诊断为痛风性关节炎，给予对症治疗后好转，此后上述症状时好时坏，间断用药。5年前双足多关节疼痛反复发作，逐渐出现多关节畸形，血尿酸时好时坏，给予对症治疗，疗效不著。近日上述症状反复并加重，遂来我院就诊，抬入病房。现症见：双足跖趾关节疼痛，肿胀，畸形，关节活动受限，畏寒怕冷，纳差，胃脘胀满，偶有呕恶，喜热饮，口干，神疲乏力，腰酸困痛，大小便尚可，夜休差。查体：神志清，精神差，平卧于床，面苍少华，心、肺（−），胃脘部压痛（＋），腹软，肝脾肋下未及，双足趾关节可见多处畸形肿大，最大者为鸡蛋大小，个别已破溃，局部皮肤较红，肤温较高。舌淡体胖苔腻，脉细无力。辅助检查：血尿酸434 μmol/L。中医诊断：痹证（脾肾阳虚，湿热下注，气阴不足）。西医诊断：痛风性关节炎。

治疗以健脾温肾，益气养阴，清热利湿为法。处方：仙鹤草、怀山药各 30g，桑枝、桑寄生各 20g，杜仲、川断、鸡血藤各 12g，威灵仙、络石藤、海风藤、海桐皮、独活、苍术、黄柏、牛膝、良姜、麦冬、香附各 10g，制附片 18g（先煎），熟地黄、党参各 15g，陈皮 6g，焦三仙各 10g，黄芪 45g，生薏仁 60g。7 剂，水煎服，日 1 剂。

二诊（2003 年 9 月 17 日）：关节疼痛明显减轻，腰酸困痛好转，食纳可，胃脘无胀满，已无呕恶，喜热饮，大小便尚可，夜休不佳。舌淡胖苔腻，脉沉滑。处方：上方生薏仁加至 90g，又进 7 剂。

三诊（2003 年 9 月 24 日）：双足跖趾疼痛明显减轻，喜热饮，关节破溃处已逐渐愈合，舌淡苔稍腻，脉滑。处方：生薏仁加至 120g。14 剂，水煎服，日 1 剂。

四诊（2003 年 10 月 8 日）：自诉疼痛消失，关节肿大的结节明显变小，破溃处已愈合并变小。患者出院，出院后守方继服 1 个月。后以本方研末制为蜜丸，口服，每次 10g，3 次/日，以巩固疗效。服用半年后，关节结石消失，行走自如，前来道谢。

按：本例患者是我临证以来所见的最典型、最重、病情极其复杂的属虚损期痛风性关节炎患者。中药能不能治疗痛风结石，很多医生不自信。说来有趣，患者入院前在某医处已服用 1 个月中药，痛风关节没有丝毫变化，"又把胃给吃坏了"。所以，入院时不愿意服中药。经仔细诊查，此患者寒热虚实均存在，确实不好处方。我告诉患者："我只给你开 3 剂药，若吃得舒服，则继续吃，若不舒服，则停药。"患者服用 3 剂药过后，觉得还好，后来一直坚持服用中药治疗。随着一剂一剂的中药进入体内，效果日益显现，患者及其家属亦非常高兴，直至病愈。此例患者除关节病变外，一派脾肾不足之象。故治疗紧紧抓住扶正为主，标本兼治，取得了很好疗效。值得一提的是，重用生薏苡仁消除尿酸结石，疗效卓著，由此可见一斑，亦值得进一步研究。

（雷根平医案）

2.急性痛风性关节炎治验

夜某，男，28岁。长庆油田职工。2013年1月29日初诊。

左足大趾关节红肿疼痛一日。患者因昨日晚饭应酬进食海鲜及白酒，昨晚半夜出现左足大趾关节发热，疼痛难忍，在家中服用止疼药稍缓解，今晨就诊于我处。刻下：左足大趾关节红肿疼痛，行走困难，口苦，饮食可，大便干，2日1次，舌质红，苔厚腻，脉弦滑。检查：T：36.8℃，神清，痛苦面容，形体较胖，心、肺、腹（－），左足趾第一跖趾关节红肿，肤温较高，无皮下结节。辅助检查：血常规：WBC 9.0×10^9/L，血液红细胞沉降率（ESR）30mm/h，血尿酸666μmol/L。中医诊断：痛风（湿毒瘀络）。西医诊断：痛风性关节炎；高尿酸血症。治法：清热解毒，利湿通络。予加味四妙丸。黄柏15g，苍术15g，薏苡仁90g，川萆薢50g，土茯苓120g，忍冬藤45g，红花10g，土元10g，地骨皮15g，牡丹皮15g，决明子25g。7剂，水煎取400mL，日1剂，早晚服。

复诊：服上方次日痛减，第三天已不再疼。今日复查血尿酸535μmol/L。上方薏苡仁120g，土茯苓150g。继服。

三诊：血尿酸 430μmol/L，守方继服。

按：痛风一病，多为男性，常因久食膏粱厚味，饮酒而渐成。酒为热性，膏粱厚味之品多生痰湿，湿邪下注，流注关节，故本病多下肢为病，湿毒瘀络，故见关节红肿热痛，热随湿流，流走四肢百骸，侵及皮肤、筋膜、关节以及五脏。故本病后期外而皮肤、筋膜，内而脏腑均可见其受伤。本病急性期因湿毒为患，故清热解毒立法最为重要，重用土茯苓、川草薢、薏苡仁以除湿，促进尿酸排泄，苍术、黄柏清热燥湿，忍冬藤、土元利关节止疼痛，牡丹皮、地骨皮清热，共奏清热解毒、除湿止痛之功。土茯苓、川草薢、薏苡仁非重剂不足以除血尿酸。

（雷根平医案）

六、土茯苓

为百合科植物光叶菝葜的干燥块茎。长江流域及南部各省均有分布。具有解毒除湿，利小便，止泄泻，通利关节之功效。主治筋骨痉挛，杨梅疮毒。明代李时珍注解："惟土茯苓气平味甘而淡，为阳明本药。能健脾胃，去风湿。脾胃健则营卫从，风湿去则筋骨利，故诸证多愈。此亦得古人未言之妙也。"

（一）功效与应用

1.配忍冬藤、连翘、白薇治狼疮

土茯苓、忍冬藤、连翘、白薇，四味药皆性寒，具清热解毒之功。土茯苓味甘性平淡，更能深入百络，淡渗除湿；忍冬藤味甘性寒，更能搜风通利关节；连翘苦平无毒，更能散诸经血结气聚，通淋利尿；白薇味苦咸性寒，清热凉血利尿，既能清湿热又能清虚热，下水而利阴气。陈苏生老中医认为，此四药合用具有搜风通络、解毒利湿的作用，并有很好的拮抗激素不良反应的作用。

2. 配忍冬藤、川乌、生草治诸痹

土茯苓味甘性平淡，入肝、胃二经，有解毒、除湿、利关节之功效；忍冬藤味甘性寒，归肺、胃经，具有清热解毒、疏风通络的功效，二药合用清热解毒、除湿通络功效倍增。临证本人常大剂量重用治痛风性关节炎，有良效。制川乌味辛性热，祛风散寒、温经止痛力胜，然因其有剧毒，大多医生轻易不敢使用。甘草又被称为"国老"，善解诸药之毒。陈苏生老中医常将土茯苓、忍冬藤、川乌、生草四药合用，寒热相佐，用于治疗各类痹证关节疼痛，而无远寒远热之弊。

3. 土茯苓配伍萆薢、薏苡仁降尿酸治痛风石

三药均有淡渗利湿、通利关节、祛风除湿之功。但土茯苓偏于解毒，萆薢长于利尿，薏苡仁能祛风湿、除痹痛。三者配伍有解毒除湿、通利关节之功效，用于治疗湿毒郁结之关节肿痛。本人常三者伍用降血尿酸，促进尿酸排泄，治疗痛风石。痛风石多以外科手术治疗，然此三药相伍加于辨证方中，在饮食控制下，久服可消痛风石。

4. 土茯苓配伍猪蹄甲治疗紫癜

土茯苓配伍猪蹄甲对过敏性紫癜、过敏性紫癜性肾炎、血小

板减少性紫癜均有效。过敏性紫癜，尤其是儿童以双下肢为首发病变者，以湿邪为病者多，治疗以利湿解毒中药如土茯苓、苍术、黄柏恒有效验。我曾创制抗敏除湿汤治过敏性紫癜及过敏性紫癜性肾炎，效果非常好。广东省龙川县人民医院杨中华、刁锦昌用土茯苓煲猪蹄甲治疗血小板减少性紫癜，经临床验证有效。用法：土茯苓 60g，猪蹄甲 30g（洗净晒干），加水 600mL，米醋 200mL。先用武火煮沸后再用文火慢煮 60 分钟，每日 1 剂，分早、晚内服。30 剂为 1 个疗程。或土茯苓与鳖甲为伍，治疗血小板减少性紫癜，亦有效。

（二）争议与己见

土茯苓为一味解毒好药，用于治疗杨梅疮时主张大剂量服用。如《浙江民间常用草药》载，治风湿骨痛，疮疡肿毒：土茯苓一斤，去皮，和猪肉炖烂，分数次连渣服。近年来因其解毒、除湿、通利之性，国医大师任继学、张琪、张大宁等医家将其用于肾病蛋白尿、血尿证属湿热者，每获良效。本药平稳，几无副作用。然用于肾病治疗的剂量常引起争议，有人主张不宜使用大剂量，有人主张大剂量。

个人认为：肾病的治疗，首先在于辨证。土茯苓用于肾病湿热证。土茯苓具有通利之性，上可解毒利咽、散结止痛，治疗咽喉肿痛、头痛眩晕；中能和中解毒、散湿除满，治疗胃肠痞满；下可渗透肾络、化毒排浊，治疗肾病梅毒。总之以利湿为要。肾病患者常夹有湿邪，故用之多有效验。其次，肾病患者单纯湿热证较少，常合并其他证型。土茯苓的用量应以兼夹湿热轻重而不同。若湿邪久蕴生热，甚则成毒，则用量宜大。大多医家主张 100～200g，现今文献用量可达 500g，但不是用于肾病。土茯苓除用于肾病蛋白尿、血尿外，对泌尿系感染性疾病效果亦佳。

（三）用药指归

近代医家张山雷《本草正义》谓其："专治杨梅毒疮，深入百络，关节疼痛，甚至腐烂，又毒火上行，咽喉痛溃，一切恶症。"杨梅毒疮，即西医学的感染梅毒螺旋体后发作的疾病，从感染到发病有一定的潜伏期，发病后对全身有持续性损害。是典型的伏邪致病的表现。大多肾病的发生、发展与此病有一定的相似性。土茯苓治杨梅毒疮，说明本品有去伏邪作用。《本草正义》云："土茯苓，利湿去热，能入络，搜剔湿热之蕴毒。"揭示了土茯苓去伏邪的原因是本品能入络，有搜剔蕴毒之作用。故国医大师任继学、张大宁教授将其用于肾病湿热、热毒为害的蛋白尿、血尿的治疗，临床效果显著。

现代药理研究证实，土茯苓具有很好的免疫调节作用，同时，能拮抗激素类药物的副作用。有些医家将此药用于免疫性疾病，如系统性红斑狼疮、狼疮性肾炎、紫癜性肾炎、类风湿关节炎等取得很好疗效。肾病医生不可不知此药。

古有说法，服用土茯苓期间饮茶易致脱发，供参考。

（四）医案赏阅

1. 狼疮治验

蒋某，女，17 岁。

系统性红斑狼疮 2 年，心、肝、脾、肾均有不同损害。长期应用大剂量地塞米松治疗，激素撤减困难。症见面如满月，颊颐痤疮累累，毛发稀疏，身热颧红，肝区胀痛，四肢关节红肿痛楚，舌质红，苔薄白，脉弦。证属肝郁凝瘀成毒，阴虚火旺营热。予疏肝活络，清化解毒之剂。重用土茯苓、忍冬藤各 30g，连翘、白薇各 9g。连服两个月，诸恙渐平。追踪一年，症情稳定。

（陈苏生医案）

2. 痹证治验

徐某。女，45 岁。1976 年 8 月 11 日初诊。

患类风湿关节炎已逾年，药物治疗症状可缓解，然停药即复，转求中医治疗。症见指关节略变形，膝、踝关节游走性疼痛，面目虚浮，纳可寐差，脉细缓。先生以止痛解毒、祛风胜湿、养心安神为方。土茯苓 30g，忍冬藤 24g，制川乌、生甘草、独活、秦艽、防风、防己各 9g，浮小麦 24g，大枣 3 枚。14 剂后，关节疼痛大安，面浮减，寐亦转佳。前后服药两个月余，诸症霍然。

（陈苏生医案）

3. 痛风治验

痛风多见于中老年男子，发病急骤，疼痛剧烈。笔者采用验方治疗痛风，效果满意。方法：忍冬藤 50g，青风藤 50g，土茯苓 40g，豨莶草 12g，老鹳草 30g，延胡索 15g，益母草 20g，香附12g。水煎，分两次温服，日1剂。

体会：痛风系由湿浊瘀阻，留滞关节经络，气血不畅所致。方中忍冬藤、青风藤清热解毒，通络止痛；土茯苓、豨莶草、老鹳草清热除湿；延胡索、益母草、香附活血行气通络。诸药合用，共奏清热解毒、疏风除湿、活血通络之效。

（王远征医案）

七、白花蛇舌草

白花蛇舌草为茜草科一年生草本植物白花蛇舌草之全草。夏季采集，洗净，鲜用或晒干备用。本品味微苦、甘，性寒，归胃、大肠、小肠经，具有清热解毒、活血止痛、利尿消肿之功效。具有抗肿瘤作用，也有镇痛、镇静和催眠作用，善治各种类型炎症。在临床实践中，发现白花蛇舌草若配伍得当，可治疗多种疾病。

（一）功效与应用

1. 治疗泌尿系感染

白花蛇舌草是肾科医生常用的一味中药。《广西中草药》记载："清热解毒，活血利尿。"善治泌尿系各种炎症，颇受国医大师张琪和任继学青睐。

个人体会：①用于泌尿系急慢性感染，尤其急性感染，效著。②用于上呼吸道感染后各种肾炎之蛋白尿、血尿，量大效著。③副作用极小，若长期服用，可加干姜、生姜、荜茇之类。

2. 治疗免疫性疾病

白花蛇舌草主要是通过提高免疫功能而发挥作用，少有不良反应。常大剂量用于很多免疫性疾病，如类风湿关节炎、系统性红斑狼疮、过敏性紫癜及紫癜性肾炎及各种肾病，是本人经验方"芪地固肾方"的主要组成成分。

3. 治疗肿瘤

现代药理研究证实，白花蛇舌草具有抗肿瘤、抗炎、抗菌作用，对细胞及体液免疫功能有促进作用。广泛用于各种肿瘤的治疗，如鼻咽癌、食管癌、直肠癌、膀胱癌、肾癌等。

（二）争议与己见

白花蛇舌草有清热解毒、抗炎、抗肿瘤作用，用于多种疾病的治疗。争议较大的是剂量大小。多数医家包括个人主张大剂量使用，然毕竟本药苦寒，长期服用定当注意护胃，佐以生姜、干姜、炙甘草等辛甘之品，以免本病未愈而伤于胃衰竭。

（三）用药指归

水煎服，15～60g 为常用量。文献报道，最大用量 240g。阴疽及脾胃虚寒者慎用，或适当配伍应用。孕妇慎用。

（四）医案赏阅

1. 膜性肾病（Ⅱ期）

王某，女，23 岁。2015 年 8 月 15 日就诊。

尿检蛋白阳性 1 个月。肾病理活检示，膜性肾病（Ⅱ期）。

就诊时仍口服激素。症见全身轻度水肿，小便有泡沫，大便正常。舌质微暗红，苔薄，脉细数。西医诊断：膜性肾病。中医诊断：尿浊。处方：黄芪60g，生地黄30g，丹参15g，女贞子15g，乌梅炭10g，藕节炭10g，芡实30g，荆芥10g，焦蒲黄30g，生蒲黄15g，制何首乌20g，当归15g，旱莲草15g，白花蛇舌草30g，仙鹤草15g。水煎服。上方加减服用3个月，尿蛋白定量多在3000mg左右，小便仍有泡沫。

复诊：症见面部有多处痤疮，烦躁易怒，小便色黄有泡沫。舌红，苔薄，脉滑数。处方：生姜10g，大枣3枚，白花蛇舌草90g，连翘20g，赤小豆30g，炒白术15g，炙桑白皮15g，甘草10g，桂枝10g，生白芍10g，知母10g，川黄柏10g。水煎服。1个月后复查尿蛋白1834mg，上方改白花蛇舌草120g，并嘱停用激素。后以麻黄连翘赤小豆汤加味，其中白花蛇舌草重用量至150g，治疗3个月尿蛋白定量在300mg以内。

（雷根平医案）

2. 血管炎肾损害

王某，女，73岁。2016年5月就诊。

乏力、夜尿增多8年。既往史：8年前于西京医院，诊断为结缔组织病、血管炎、肾功能减退。长期口服免疫抑制剂治疗（现服用雷公藤多苷），尿蛋白定量多在2000mg以上，肌酐在170～200μmol/L。初诊症见：面色晦暗无华，腰酸，全身乏力，小便泡沫，夜尿频，3～4次/夜，恶寒，饮食可，大便正常。舌体胖大，舌淡苔白，脉沉无力。西医诊断：血管炎性肾损害；中医诊断：尿浊。处方：蜈蚣5g，熟地黄30g，黄芪90g，干姜 30g，黑顺片 30g（先煎 1 小时），芡实 30g，荆芥 10g，白花蛇舌草 30g，桂枝 15g，茯苓 10g，桃仁 15g，赤芍 15g，牡丹皮 10g，补骨脂 30g，菟丝子 30g，淫羊藿 30g，枸杞子 30g，焦杜仲 15g。水煎服，日 1 剂。

上方加减服药 1 个月后，尿蛋白定量 1617mg；腰酸、乏力症减。2 个月后尿蛋白定量 515mg，肌酐 101μmol/L，尿素氮 7.64mmol/L；小便泡沫减少，每夜夜尿降至两次。嘱其继续中药巩固治疗。

（雷根平医案）

八、麻　黄

麻黄是传统的发汗、平喘及利水消肿药。首见于《神农本草经》，文中言："主中风，伤寒头痛，温疟。发表出汗，去邪热气，止咳逆上气，除寒热，破癥坚积聚。"《伤寒论》中有麻黄方 14 首，《金匮要略》中 23 首，其中麻黄汤、大青龙汤、麻黄附子细辛汤等，成为后世应用麻黄的经典方。

19 世纪后期，麻黄曾作为扩瞳药使用过。1897 年，日本的长井氏分离得出纯的麻黄碱结晶，1923 年，我国陈克恢发现麻黄碱有拟交感神经作用，麻黄碱便成为治疗支气管痉挛的经典药物。麻黄素又是制造冰毒的前体，冰毒即甲基苯丙胺，又称甲基安非他明、去氧麻黄素，为纯白色晶体，晶莹剔透，外观似冰，俗称冰毒，该药小剂量时有短暂的兴奋、抗疲劳作用，故其丸剂又有大力丸之称。第二次世界大战时，日本军方曾给他们的士兵服用冰毒以提高战斗力。20世纪50年代麻黄素片在我国叫抗疲劳素片，1957年在重庆曾出现过吸食冰毒的成瘾人群。1962年，在山西、内蒙古等地也发生过滥用的问题。后来国家禁止了去氧麻黄碱的生产、销售与使用。 （黄煌《药证与经方》）

（一）功效与应用

1. 发汗作用

麻黄具有发汗作用，大剂量使用麻黄时发汗作用更为明显。治疗因感寒无汗而致的多种病证。此等感寒，可为新感，可为久寒，均可用之。

（1）治水肿

因无汗而致之水肿，汗出则肿消。《金匮要略》越婢加术汤、甘草麻黄汤治里水："里水者，一身面目黄肿，其脉沉，小便不利，故令病水。假如小便自利，此亡津液，故令渴也。越婢加术汤主之。""里水，越婢加术汤主之，甘草麻黄汤亦主之。""上二味，以水五升，先煮麻黄，去上沫，内甘草，煮取三升，温服一升，重覆汗出，不汗，再服，慎风寒。"《医宗金鉴》曰："皮水表虚有汗者，防己茯苓汤，固所宜也；若表实无汗有热者，当用越婢加术汤；无热者，则当用甘草麻黄汤发其汗，使水外从皮去也。"《金匮要略》曰："水之为病，其脉沉小，属少阴。浮者为风；无水，虚胀者为气。水，发其汗即已。脉沉者，宜麻黄附子汤；浮者，宜杏子汤。"麻黄附子汤即麻黄甘草汤加附子，能微发汗，也有发汗作用。《金匮要略》曰："病溢饮者，当发其汗，大青龙汤主之，小青龙汤亦主之。"刘渡舟认为，大青龙汤治溢饮而兼热者，小青龙汤治溢饮而兼寒者。大青龙汤中 6 两麻黄量最大。

越婢汤所治疗的水肿，以急性肾病水肿为多。急性肾病水肿首先出现在面部，并迅速发展至全身；亦可一开始即为全身分布的水肿，严重者伴有胸水、腹水。除使用越婢汤原方外，还有麻黄连翘赤小豆汤、麻黄附子细辛汤、大青龙汤、小青龙汤。麻黄连翘赤小豆汤所治之水肿，常伴有咽痛、皮肤瘙痒、小便黄短。麻黄附子细辛汤所治之水肿，为虚寒体质感寒后出现的水肿。服用含有麻黄的汤药后，可能出汗，也可能出汗不明显，但随后小便增多，水肿开始逐渐消退。大、小青龙汤由于发汗力强，仲景将脉微弱、汗出恶风者列为禁忌，并嘱服之则厥逆，筋惕肉瞤，当需注意。

（2）治感冒咳喘

恽铁樵用《伤寒论》麻黄汤治儿子无汗而喘：恽铁樵的两个儿子因伤寒证夭折，开始研究《伤寒论》。四子亦病，发热、无汗、喘。请了很多的医家，所处方药，皆豆豉、栀子、桑叶、菊花、杏仁之类。吃了以后，症状越来越重。恽铁樵先生焦急不安，彻夜绕室踌躇，至天微亮的时候，他说："与其坐而待毙，不如含药而亡！"这个病，这个无汗而喘，不就是《伤寒论》上讲的那个麻黄汤证吗？即刻用麻黄汤：麻黄七分，桂枝七分，杏仁三钱，炙甘草五分。服下去以后，汗出喘平，好了。从此，先生笃信经方。

刘惠民老中医运用《伤寒论》大青龙汤治毛泽东感冒发热：大青龙汤具有较强的发汗作用，常用于病毒性感冒出现的恶寒发热。1957年7月，毛泽东在青岛开会期间，感冒发热，咳嗽，多方治疗不见好转，经当时山东省委书记舒同推荐，刘惠民老中医前去诊治，仅服用大青龙汤加减两剂，即热退病除。毛泽东说："我30多年没有吃中药了，这次感冒总是不好，刘大夫的两剂中药解决了问题，中医中药好，刘大夫的医术也好啊。"

（中国中医药报，1999年11月19日第4版）

现今总有人在说，古方治不了今病，此言差矣。20年前，笔者曾用延年半夏汤治疗胃痉挛之上腹痛，用过敏煎重用乌梅30g治疗重症荨麻疹腹痛。两例患者入院后行多种检查，排除了他病，入院3天西医的办法用尽了，无效。后用中药，皆取得了"一剂知，二剂已"的效果。那时，笔者很有感触地说，都说中医治不了急症，其实是我们从事中医工作的同志没有掌握中医治疗急症的方法而已。汉时的麻黄汤，不是治不了清代的咳喘病，这里面值得深思的东西太多。

麻黄、杏仁、甘草是张仲景处方中的经典配伍。麻黄汤、麻黄杏仁石膏甘草汤、麻黄杏仁苡仁甘草汤中以此为核心，后世将此命为三拗汤，成为治疗咳喘的基本方。主治咳嗽气喘，如身热有汗，加石膏、连翘、黄芩；如为痉挛性咳嗽，可加全蝎5g，钩藤15g。现今用于以咳喘为主诉的疾病，如支气管炎、支气管哮喘等。单用麻黄也可治疗咳喘。民间有用麻黄冰糖蒸梨的经验，即用麻黄1～3g，冰糖15g，莱阳梨1只。先将梨核取出，纳入麻黄及冰糖，隔水蒸烂，喝汤。也有用麻黄5g，豆腐60g，冰糖15g。加水煎煮，食豆腐并喝汤，对支气管哮喘有效。

（3）治皮肤病

民间用麻黄治疗多种皮肤病，有效。民间治疗老年性皮肤干燥症，用麻黄 15g，猪皮 100g。同煎，去渣后调入白糖 10g，1 日内分 3 次服。

有报道，用麻黄 15g，清水一小碗，武火煎沸后再煮 5 分钟，温服，每日一剂，治疗顽癣，一般连服十剂有效。外洗可治疗脂溢性皮炎、斑秃等。

江苏省名中医邹锡听介绍，常州已故名老中医张效良先生有一治疗荨麻疹、湿疹、药疹的经验方，名三净汤。组方：净麻黄 10g，净黄连 9g，净蝉衣 15g，白鲜皮 20g，地肤子 20g，紫背浮萍 20g。效果很好。

干祖望曾遇到僵化的久病顽疾，就想到了半首阳和汤（阳和汤去肉桂、炮姜、鹿角胶）；喉源性咳嗽，可用三拗汤（麻黄、杏仁、甘草）；急性口腔炎、唇炎、齿龈炎等，可用麻杏石甘汤。

外科疮疡痈疽，见无汗或出汗少者，也可配伍使用麻黄，使其毒从表透发。

明代《外科正宗》中七星剑汤（麻黄、野菊花、半枝莲、蚤休、地丁草、苍耳子、豨莶草），要求服药后要出汗，主治外科阳中之阳的疔疮，甚至"心烦作躁，甚者昏愦"的败血症。

以麻黄为君药的阳和汤专治阴疽冷疮。《疡科心得集》有用"麻黄一剂饮，治遍体霉疮初期，节骱酸楚，服此一剂，以透发其毒"。又有"麻黄膏治牛皮癣，营枯血燥，遍体发癞发痒"。

近年来，皮肤病多发，很多是因为感风寒而致，空调是其致病因素之一。风寒感人，常导致腠理闭郁，营卫不和，而生多种皮肤病。过敏性紫癜是肾病科常见病之一，治疗顽固或反复性紫癜我常选用李可的乌蛇荣皮汤。乌蛇荣皮汤中用的是桂枝汤，也是调和营卫，无汗或出汗不明显时我常加麻黄，其他顽固性皮肤病亦是如此用法，效果很好。

（4）关节病变

以关节疼痛为主诉的疾病，如风湿性关节炎、急性腰扭伤、腰椎间盘脱出等，常用桂枝芍药知母汤、乌头汤。症见诸肢节疼痛，身体尪羸，脚肿如脱，头眩短气，温温欲吐，用桂枝芍药知母汤。症见历节不可屈伸，疼痛，用乌头汤。多年来，我观察到，风湿免疫性疾病患者常无汗，询问了一些风湿免疫方面的专家，也同意我的观察。但用激素后的患者，则另当别论。以麻黄为主的方剂治疗本病效果很好，其中麻黄的量根据服后患者出汗的情况而增减。

2. 清窍作用

（1）治疗以鼻塞为特征的疾病，如急慢性鼻炎、过敏性鼻炎等。黄煌用玉屏风散加麻黄（麻黄 3g，黄芪 20g，防风 10g，白术 10g，甘草 3g）治疗面黄而肿之鼻炎；用小青龙汤治疗咳喘而鼻塞，或水样鼻涕及水样痰，并多泡沫者。叶橘泉经验，葛根汤治疗急慢性鼻炎、鼻窦炎疗效显著，对慢性严重者亦能见效。曾治一慢性肥厚性鼻炎患者，长年鼻塞，予葛根汤加重麻黄及辛夷用量，服用一个月，鼻塞大减，三个月后，鼻塞忘却。

（2）醒脑开窍

①治疗煤气中毒。《新中医》曾载有一个案例，一位男子煤

气中毒，经抢救后苏醒，但留有头晕、头痛、胸闷、烦躁、记忆力减退、精神恍惚等症。用麻黄汤治疗。处方：麻黄、甘草各15g，桂枝、杏仁各10g。药服1剂，汗出神爽。

②治中风。《古今录验》续命汤，治疗风痱证"身体不能自收持，口不能言，冒昧不知痛处，或拘急不得转侧"。徐灵胎先生在《洄溪医案》也讲过，他治疗中风就是用小续命汤加大黄。黄仕沛先生用续命汤治疗多发性硬化症、帕金森病、急性神经炎、脊髓膜瘤等。小续命汤《千金要方》中也有记载，就是用来治疗中风的。上海许士骠先生，他重用麻黄治疗中风，无论是出血性的、梗死性的，还是混合性的都用自拟方——通脑方：麻黄、桂枝、甘草、细辛、川芎等。他观察，用了这张处方以后，没有出现血压升高，也没有出现心跳加快，并表示只要配伍得当，不会出现不良反应。

3. 升提作用

（1）治遗尿

黄煌教授用麻杏石甘汤治疗遗尿。诊治的遗尿患者不是小孩子，而是女大学生、男初中生。我用这个方治疗了几例，确实有效。服用此药方，当膀胱充盈的时候患者就有感觉，睡梦中也能够醒过来。

（2）治阳痿

朱良春先生讲过，他曾治疗一个中年患者，因为感冒来诊，经辨证诊为麻黄附子细辛汤证，遂用此方予以治疗。过了一个星期患者复诊，希望他开原方。问他还感冒吗？患者说感冒好了。那为什么还要吃这个方呢？患者支支吾吾，始终不肯讲，后来才说吃了以后性功能增强了。也有报道小柴胡汤加麻黄能够治疗功能性的不射精。不过，这类药方不可长期、大量使用，有效以后一般要减少用量。因为长期服用麻黄，对身体有损伤。另外，麻黄附子细辛汤不能打成粉，装胶囊吞服。麻黄附子细辛汤是汤剂，我们要严格遵循经典的制剂规定。

（二）争议与己见

麻黄为发汗解表之要药，然而有人视麻黄为虎狼之药，不用或少用，甚则谈"麻"色变，原因何在？

金元时期，刘完素为纠正辛温发汗的片面性，遵《内经》之旨，创立火热论，自制"双解""通圣"辛凉之剂，反对张仲景的辛温发汗之法。明末清初，温病学派创立，惯用辛凉之银翘、桑菊等方。再加上"古方不能治今病"之论盛行，人云亦云，疏于辨证，失于用药。

实际上，现在寒证特别多。麻黄辛味发散，可上可下，可外可里，可散外寒，也可扶阳。既能止痛，又能除水气而消水肿，使用机会亦特别多。

江西的万有生教授说："不少人以为流感是热性病，用凉药治疗。初时还以辛凉为主，银翘、桑菊广为运用，后来渐至苦咸大寒（如板蓝根）等，理由是它们可以抑制病毒生长。至今国内感冒药市场为寒凉药占领，导致大量可用辛温解表的麻黄汤一二剂可治愈的风寒感冒患者，却随意用寒凉药，令表寒闭郁，久久不解，酿成久咳不已，或低热不退，或咽喉不利等后果。临床屡见不鲜，而医者、患者竟不知反省。"

有人以为麻黄辛热开泄，性温力猛，易于亡阳劫液，那是因为不会用或不善用麻黄而已，非麻黄之过。殊不知善用麻黄者大有人在。近代温阳派大家徐小圃，善用麻黄宣肺治儿科，有"徐麻黄"之称。儿科尚且可用，何况成人乎？其实，药不论寒温，要在审证明确，用之得当。

五官科名家干祖望喜用麻黄，其推荐的七星剑汤（明代陈实功方），主治外科阳中之阳的疔疮，其中就有麻黄，要求为"服后出汗"。干祖望称此为"网开一面，赶毒出去"，"扫地出门"，远胜"关门打虎"之清解法，"开门"功劳全在麻黄。清代名医王洪绪，深知逐邪比解毒更为重要，创制了以麻黄为君药的阳和汤，更是百用百效的千古奇方。

临证之剂，真的不必"谈麻色变"。

（三）用药指归

麻黄的作用，完全在于其辛味，辛可开，以发汗；辛可通，以治闭郁；辛可升，以醒脑举痿升陷；辛可透，引邪外出。有泻无补，全在一个辛味取功。既可治无汗之水肿感冒、痹痛疮痒、皮肤诸疾，又可解中风、遗尿、阳痿之痛苦。

黄煌教授有论麻黄之体质，可参考如下：①体格粗壮，面色黄暗，皮肤干燥且较粗糙。②恶寒喜热，易着凉，着凉后肌肉酸痛，无汗发热。易鼻塞，气喘。③易浮肿，小便少，口渴而饮水不多，身体沉重，反应不敏感。④舌体较胖，苔白较厚，脉浮有力。

麻黄体质，首先从体型、体貌上看，体型要壮实，肌肉要发达，当然也有一些比较胖、壮，胖或者是浮肿；皮肤要干燥，要粗糙，没有光泽，发暗。"一身面目黄肿"就是对这种体型、体貌所做的一个最简单扼要的表述。其次，这种人的肚子腹壁脂肪比较厚，腹肌有弹性，如果这个人消瘦、心下痞硬，麻黄是不能用的。还有困倦，且感觉、反应比较迟钝。张仲景用麻黄非常重视脉搏，脉搏一定要有力。麻黄体质的女性，容易出现月经周期长，或者闭经。很多人喜欢出汗，汗出以后，症状能够缓解，全身感到舒适。这个可以看作是麻黄体质。形象地说，麻黄体质就像鲁智深，就像李逵。

（四）医案赏阅

1. 风水治验

陈修孟，男，25岁，缝纫业。

上月至邻村探亲，归至中途，猝然大雨如注，衣履尽湿，归即浴身换衣，未介意也。三日后，发热，恶寒，头疼，身痛，行动沉重。医予发散药，得微汗，表未尽解，即停药。未数日，竟全身浮肿，按处凹陷，久而始复，恶风身疼无汗。前医又予苏杏五皮饮，肿未轻减，改服五苓散，病如故。医邀吾会诊，详询病因及服药经过，此证乃为风水停留肌腠所致。虽前方有苏、桂之升发，但不敌渗利药之量大，一张一弛，故效不显。然则古人对风水之治法，有开鬼门及腰以上肿者宜发汗之说，而尤以《金匮要略》风水证治载述为详，有云："寸口脉沉滑者，中有水气，面目肿大，有热，名曰风水。视人之目窠上微拥，如蚕新卧起状，其颈脉动，时时咳，按其手足上，陷而不起者，风水。"又云："风水，恶风，一身悉肿，脉浮，不渴，续自汗出，无大热，越婢汤主之。"根据上述文献记载，参合本病，实为有力之指归。按陈证先由寒湿而起，皮肤之表未解，郁发水肿。诊脉浮紧，恶风无汗，身沉重，口舌干燥，有湿郁化热现象。既非防己黄芪汤之虚证，亦非麻黄加术汤之表实证，乃为外寒湿而内郁热之越婢加术汤证，宜解表与清里同治，使寒湿与热均从汗解，其肿自消，所谓因势利导也。方中重用麻黄（两半），直解表邪；苍术（四钱）燥湿，姜皮（三钱）走表行气，资助麻黄发散之力而大其用；石膏（一两）清理内热，并制抑麻黄之辛而合力疏表；大枣、甘草各三钱，和中扶正，调停其间。温服一剂，卧厚覆，汗出如洗，易衣数次，肿消大半。再剂汗仍大，身肿全消，竟此霍然。风水为寒湿郁热肤表之证，然非大量麻黄不能发大汗、开闭结，肿之速消以此，经验屡效。若仅寻常外邪，则又以小量微汗为宜，否则漏汗虚阳，是又不可不知者。 （赵守真医案）

2.痹证治验

王某，女，39 岁，医生。1973 年 5 月就诊。

患者从 1962 年出现手指关节肿痛，渐延及腕、膝、踝关节。初服抗风湿类的中西药物，尚能缓解疼痛。至 1970 年两手指、腕、踝、膝关节肿大畸形呈梭状，屈伸受限，行走困难。患病缠绵十载，患者痛楚万分。给笔者写信索方。根据信中所述脉症，拟越婢加术汤合乌头汤加减。处方：麻黄 120g，生石膏 500g，生白术 60g，红花 12g，威灵仙 9g，乌头 15g，防风 12g，甘草 9g，生姜 15g，大枣 15 枚。患者视麻黄（120g）用量较大，不敢服用。踌躇十余日，决定将处方药量各减一半试服，服后汗不出，心不烦，夜睡甚安，未见副作用，于 5 天后，决定按上方原量内服。约十一时许心烦，汗出如水洗，身疲惫无力，旋又入睡。次日见关节肿胀全消，周身如去千斤重，行动自如，遂以益气养血、补益肝肾、活络祛风法调理，连服 20 余剂，恢复正常。

（董长富医案）

3. 肢痛治验

王某，男，28 岁。1976 年 2 月 10 日就诊。

病者于半月前，在风雪、冰冻之际徒步行走 45 华里回家过年，第二天双下肢开始疼痛，初不介意。3 天后疼痛加剧，不能下床行走，到医疗站就医，先后服安乃近、独活寄生汤等疼痛渐减，但双下肢沉重，不能行走，肌肉不仁，遇热稍舒，微肿，脉沉紧，舌质淡，苔白。余用麻黄 50g，清水一大碗，武火煎沸 5 分钟，趁热服之，日服两次，温覆取汗。3 剂后，双下肢沉重感大减，可扶杖而走，再服 3 剂痊愈。

（蔡抗四医案）

4. 遗尿治验

陈某，男，15 岁。1983 年 10 月 5 日就诊。

睡中遗尿多年，久治未效。纳谷不香，疲乏无力，易感冒，学习成绩不好，动则自汗，舌胖，苔白，脉弱。辨证为脾虚气弱，膀胱失约。拟补中益气，敛汗缩泉。处方：生黄芪 15g，白术、陈皮、炒山药、山楂各 10g，党参、生龙牡各 15g，升麻、柴胡各 3g，当归、乌药各 6g。药服 30 剂，精神、体力好转，饮食改善，学习成绩也好转，唯遗尿不能解除调理，在原方中加入麻黄 6g，服药 30 余剂，不再遗尿。

（《千家妙方》）

九、芡　实

芡实始载于《神农本草经》，列为上品。味甘、涩，性平，归脾、肾经。具益肾固精，补脾止泻，除湿止带之功。用于遗精滑精、遗尿尿频、脾虚久泻、白浊、带下等疾。民间自古有煮食芡实粥养生的习俗。

（一）功效与应用

益肾固精治疗尿蛋白。《本草新编》言芡实"其功全在补肾去湿。夫补肾之药，大都润泽者居多，润泽则未免少湿矣。芡实补中去湿，性又不燥，故能去邪水而补真水，与诸补阴药同用，尤能助之以添精，不虑多投以增湿也……芡实不特益精，且能涩精补肾"。《本草求真》："芡实如何补脾，以其味甘之故；芡实如何固肾，以其味涩之故。惟其味甘补脾，故能利湿，而泄泻腹痛可治；惟其味涩固肾，故能闭气，而使遗、带、小便不禁皆愈。"临床运用芡实涩精固肾，与黄芪培土升提脾气，地黄填精补肾，治疗肾病蛋白尿，无论原发性肾病，还是继发性肾病，如过敏性紫癜性肾炎、糖尿病肾病蛋白尿，疗效显著。

（二）争议与己见

芡实性涩，因涩而补，因此有摄精补肾的作用，对肾病蛋白尿有很好的治疗作用，是肾病治疗中固肾的重要方法。肾病蛋白尿，往往肾虚与水湿同时存在，用芡实可补肾祛湿。因为芡实具有固涩作用，有人担心留邪，自捆手脚，不敢应用。其实，本品生于水而能治水，味甘入脾，扶土利水，自不留邪。因此，芡实补肾祛湿最为适合。

（三）用药指归

芡实甘、平，无毒，至平之药，临床应用，最为安全。治疗肾病蛋白尿以重剂、生用为佳，效果良好。

（四）医案赏阅

1. 膜性肾病

患者南某，女，30岁。2014年11月24日11时就诊。

发现尿检异常7个月。患者7个月前因颜面及四肢水肿就诊于西安交通大学第二附属医院，住院并行肾穿刺活检，诊断为膜性肾病（Ⅱ期）。治疗好转后出院。现症见：无双下肢水肿，无腰痛，无乏力，泡沫尿，口苦，饮食、大便正常，小便量可，睡眠可。既往体质一般。舌红苔黄略腻，脉细数。24小时尿蛋白定量2851mg。诊断：尿浊。证属脾肾亏虚，气阴不足，湿瘀阻滞。予培补脾肾，益气养阴，利湿活血。方用芪地固肾方（自拟经验方）：黄芪90g，生地黄45g，芡实45g，白花蛇舌草30g，丹参10g，土茯苓20g，砂仁10g，焦三仙各10g。中药7剂，水煎服，日1剂。

二诊：小便泡沫减少，守方继服。服药五个月余，芡实30～50g。2015年4月8日查24小时尿蛋白定量126mg。（雷根平医案）

2.肾病综合征

王某，男，19 岁。2004 年 11 月 11 日就诊。

因面部浮肿、足肿、尿少、腰痛、腰酸 3 个月，就诊于市人民医院。经检查确诊为肾病综合征。口服醋酸泼尼松 50 余天，病情无改善，故求中医诊治。查尿蛋白（+++），隐血（+++），血压 140/100mmHg。面色萎黄，虚浮，倦怠乏力，饮食欠佳，舌体胖嫩，齿痕显著，苔滑润。证属脾虚气弱，气化失调，清阳不升，湿热内陷。予升阳、利湿、健脾之法，重用芡实。处方：黄芪 50g，党参 15g，白术 12g，云苓 20g，姜半夏 10g，芡实 50g，黄连 6g，菟丝子 30g，泽泻 15g，甘草 9g。水煎服，15 剂。

2004 年 11 月 26 日二诊：浮肿渐消，食欲增，体力强，无腰酸、腰痛。尿检蛋白（+），隐血（-）。病情好转，舌质淡红，苔白薄，脉沉细。效不更方，原方继服 30 余剂。

2004 年 12 月 29 日三诊：面色红润，食欲大增，大小便正常，尿检（±）。原方增芡实至 60g，继服 15 剂。诸症皆无，体健有力，尿检（-），痊愈返校就读，一切良好。嘱其每日以黄芪、芡实各 5g 泡茶口服，以固疗效。半年后复查未见复发，今大学毕业暑假来门诊体健如常人。 （路晓康医案）

十、葛　根

我国最早的医学专著《神农本草经》将葛根列为中品，并记载了葛根的性味、功效、主治病证。汉代张仲景《伤寒论》创制名方"葛根汤";明代著名的医学家李时珍对葛根进行了系统的研究,认为葛根的茎、叶、花、果、根均可入药。他在《本草纲目》中这样记载:"葛,性甘、辛、平,无毒。主治消渴,身大热,呕吐,诸弊,起阴气,解诸毒。"入脾、胃经。野葛根作为名贵中药材,在我国已有上千年的悠久历史,是历代清热解毒、通脉醒酒、呵肝护肾的要药。

(一) 功效与应用

1. 治疗项背强

《本草正》:"葛根,其性凉,易于动呕,胃寒者所当慎用。""太阳初病,未入阳明头痛者,不可便服葛根发之。若服之,是引贼破家也。若头颅痛者,可服之。""凡解散之药多辛热,此独凉而甘。"张元素曰:"不可多服,恐损胃气。"然而,张仲景的葛根汤、桂枝加葛根汤用于太阳中风、太阳伤寒证,为什么会用性凉的葛根?

仲景用葛根,给我们的启示是葛根专治"项背强几几",与寒热邪气无关。也就是说,不管什么原因,只要见到"项背强几几"就是葛根适应证。《神农本草经》曰:"主消渴,身大热,呕吐,诸痹,起阴气,解诸毒。"《神农本草经》未言"项背强几几"。葛根治疗"项背强几几",是张仲景发现的。

什么是"项背强几几"?"项背"是指从头后部一直到腰骶部这个范围。"强几几"是指从头后部一直到腰骶部的拘急感、疼痛感、倦怠感。也就是说,头项部的疾病、腰背部肌肉强僵不适类疾病,或因他病导致的头项部肌肉僵痛者,均可选用葛根或葛根制剂治之。临床用药经验如下：①治疗高血压。本人经验，伴有后枕部各种不适的高血压效果好。②治疗突发性耳聋。黄煌教授经验为葛根汤治突发性耳聋，大便干结者加大黄，耳聋者加川芎。③治疗面部和背部痤疮。对肾病患者使用激素后出现的面部、项部、后背部痤疮用葛根汤、桂枝加葛根汤均有效。时间久的可合用桂枝茯苓丸，或用李可乌蛇荣皮汤加葛根治疗。④治疗鼻炎、头痛。叶橘泉经验：用葛根汤加川芎、辛夷治疗鼻炎，效果非常好。头痛，尤其是血管神经性头痛，用葛根汤或桂枝加葛根汤加川芎、白芷，效佳。⑤治疗腰痛石淋（输尿管结石）。山东省邹城市人民医院路志宽 1999 年在《中医杂志》发表了《重用葛根治输尿管结石》一文，2006 年在《光明中医》发表了《葛根石韦散治疗输尿管结石临床观察》一文，文中总结了从 1995 年起到 2006 年应用葛根石韦散治疗输尿管结石 202 例，取得了满意效果。⑥治疗强直性脊柱炎。葛根汤出自《伤寒论》，原文："太阳病，项背强几几，无汗，恶风者，葛根汤主之。"《金匮要略》曰："太阳病，无汗而小便反少，气上冲胸，口噤不得语，欲作刚痉，葛根汤主之。"均比较详细地描述了本方用于治疗因风寒湿邪侵袭、脉络痹阻所致之项背僵硬、无汗等的病理表现。此虽言太阳病，但脊柱僵硬疼痛、无汗等的病机实与本证相同。临床用葛根汤加味治疗，临床效果显著。

2. 治下利

《伤寒论》曰："太阳与阳明合病者，必自下利，葛根汤主之。""太阳病，桂枝证，医反下之，利遂不止，脉促者，表未解也；喘而汗出者，葛根黄芩黄连汤主之。"太阳与阳明合病者，必自下利。自下利，就是没有用过泻药而出现大便次数增多或溏稀便。葛根汤中用葛根四两，治疗自下利；医反下之，利遂不止。即用药过度或误治，不该用下法而用了下法，导致"利遂不止"，比自下利程度重得多。葛根黄芩黄连汤中用葛根八两治疗。所以，张仲景用葛根治下利类疾病，是根据大便的性状来决定用量的。①大便很干结的时候，一般不用葛根。②便溏较轻，或大便次数增多，用小量。③便溏较重，下利不止，用重剂。

葛根治下利与寒热属性无关，与其治疗"项背强几几"同理。《本草正义》曰："葛根，气味皆薄，质轻且松……最能升发脾胃清阳之气……其葛根黄芩黄连汤方，则主阳明协热下利，貌视之颇似专为里有实热而设，故任用芩、连之苦寒，则葛根似亦为清里之品；抑知本条为太阳病桂枝证，医反下之之变，邪热因误下而入里，里虽宜清，而利遂不止，即为脾胃清阳下陷之侯，葛根只以升举陷下之气，并非为清里而设，此皆仲师选用葛根之真旨。由此推之，而知《本经》之主消渴者，亦以燥令太过，降气迅速，故虽饮多而渴不解，此药治之，非特润燥，亦以升清。又主呕吐者，亦以胃气不能敷布，致令食不得入，非可概治胃火上逆之呕吐。而浅者视之，仅知为清胃生津、甘润退热之普通药剂，则似是非，宁独毫厘之差，真是千里之谬矣。"假如葛根黄芩黄连汤用于湿热型下利，葛根性寒，尚能说通，然葛根还常用于虚寒性泄泻，如李杲说："干葛……治脾胃虚弱泄泻圣药也。"宋代名医钱乙之"七味白术散"是治小儿慢性泄泻，或水泻的名方。《冷庐医话》曰："七味白术散，治小儿久泻脾虚者最灵。"为何葛根黄芩黄连汤可以治疗虚寒性泄泻？其实，葛根治下利，靠的是"其气轻浮，鼓舞胃气上升"，与寒热属性关系不大。正如《本草正义》所言："葛根只以升举下陷之气，并非为清里而设，此皆仲师选用葛根之真旨。"所以，葛根治疗"项背强几几"，又"治下利"是张仲景的两大发现。

葛根黄芩黄连汤后世多用于外感性、腹泻性疾病。这些疾病可以是胃肠道本身的感染，也可以是其他部位感染造成的中毒性腹泻。日本名医浅田宗伯认为，"本方用于小儿疫利，屡有效"。疫利，即细菌性痢疾。南京谢昌仁善用葛根黄芩黄连汤治疗急性痢疾，症见发热腹痛，下利不止，里急后重，肛门作坠，大便夹有红白黏液，舌苔薄黄，脉象濡浮。常用葛根黄芩黄连汤加木香、槟榔、藿香、马齿苋等。此方使用多年，疗效确切。还有学者报道，葛根黄芩黄连汤对轮状病毒感染的腹泻，有防治作用。

3. 治消渴（糖尿病）

初发的2型糖尿病以湿热为主。本人早在2003年就提出了糖尿病的湿热病机，并发表论文《论湿热在糖尿病发病中的作用》，颇受同行认可，是国内最早提出糖尿病湿热病机者，现已被广泛接受。葛根具有清热利湿、降脂减肥之功。糖尿病相当于中医学的消渴，记载葛根治疗消渴的古代文献很多。如《太平圣惠方》中单用葛根捣汁饮服，治疗消渴烦躁、皮肤干燥。《古今医统》中用葛根配天花粉治疗消渴肾渴，痰饮石水。《医学衷中参西录》中用葛根伍黄芪、生山药、鸡内金等治疗消渴。动物实验证实，葛根水煎剂有降血糖作用。本人常用葛根黄芩黄连汤治疗糖尿病，对糖尿病腹泻、酒醉后腹泻效果显著，有降糖止泻作用。

4.葛根减肥，治疗代谢综合征

日本医生河上征治对葛根汤、柴苓汤、大柴胡汤治疗肥胖症进行了研究，以体重指数在 25 以上的肥胖妇女为研究对象，服药前测定其基础代谢率及血脂值。对基础代谢率低于 10% 者，给予葛根汤；对有高脂血症倾向、胆固醇值超过 5.98mmol/L、中性脂肪值高于标准值者，给予柴苓汤；对基础代谢率及脂质值没有特殊变化者，给予大柴胡汤。服药方法：每天 7.5g，分 3 次于两餐之间及睡前服用，共服药 8 周，以基础代谢率及体重减少率为指标，观察三方对肥胖症的治疗效果。结果发现，患者服药后基础代谢率上升。按照消耗患者热量、体重减轻从多到少为序，依次为葛根汤、大柴胡汤、柴苓汤。

最新药理研究表明，葛根减肥的主要成分为所含的葛根素。葛根素具有抑制食欲、减轻体重的作用，对营养性肥胖大鼠有明显的减肥和改善脂质代谢的作用。其机理可能是大脑中新发现的神经介素 U2 受体（NMU2R）的激动剂发挥抑制摄食、促进代谢的作用，作用路径可能与下丘脑室旁核（PVN）中促肾上腺皮质素释放激素 CRH 有关。

（二）争议与己见

葛根能生津，是升津，或是竭阴，历来有所争论。

《神农本草经》言葛根治消渴，后世医家多认为其有生津作用。自明代医家张凤逵提出"葛根竭胃汁"一说，叶天士又在《临证指南医案》卷十的《幼科要略》曰："疟因暑发居多。"又曰："若幼科庸俗，但以小柴胡去参，或香薷、葛根之属，不知柴胡劫肝阴，葛根竭胃汁。"叶天士引用后，对临床影响较大。但清代《本草求真》言："葛根专入胃，兼入脾。辛甘性平，轻扬升发。能入足阳明胃经，鼓其胃气上行，生津止渴。"实际是言葛根升津。至近代章次公亦坚持葛根并不耗劫胃汁，并说葛根有养阴祛邪之功。邹澍在《本经疏证》中将葛根与天花粉、升麻的作用进行对比，指出葛根兼二者之功但功效平和，文中言："葛根之用，妙在非徒如瓜蒌但涓阴津，亦非徒如升麻但升阳气，而能兼擅二者之长……起其阴气，使与阳浃，得曳以上行，则非但使利止，并能使阳之遏于外者，随胃阳鼓荡而散矣。"

前人之争不无道理。但从葛根的性味来看，葛根辛甘，性平偏凉，当化阳，并无酸甘化阴之力，所以其自身当无生津之能，其生津全靠"气轻浮"、"通过鼓动胃气而促进津液生成的"，实为升津之功。葛根治下利，亦是如此。《素问·阴阳应象大论》有"清气在下，则生飧泄"一说，脾胃之气一升，则湿邪自化，泻痢可止。

现代药理学研究表明，葛根的主要成分是葛根素。葛根素具有扩张心脑及全身血管的作用，能降低血糖，增加血液流动性，降低肺动脉高压，治疗糖尿病性周围神经病变，改善胰岛素抵抗等。其生津、美容作用是因扩张血管而升津所致。

（三）用药指归

葛根入药较早，《神农本草经》列为上品。仲景对葛根的治疗作用有两大突破，即可以治疗"项背强几几"、"下利"。这两大作用远超出药性本身。深入理解"项背强几几"，能够治疗很多疾病，如头面部、颈肩部、背腰部病变，或他病涉及、影响到这些部位的疾病均可用之。此外，葛根的解酒、止消渴、美容、减肥作用，生活中常常用到，不可不知。

（四）医案赏阅

1. 突发性耳聋案

20岁，女，学生。

两天前出现左耳胀痛，然后两耳听力下降。诊断：突发性耳聋。这个女孩体格很壮实，予方：葛根60g，生麻黄6g，桂枝12g，赤芍12g，生甘草6g，制大黄6g，干姜6g，红枣20g。7剂。1周后复诊，言病程中未用任何西药，服药以后听力好转，睡眠好转，第6天听力完全恢复，到省中医院去复查，正常了。我用葛根汤治疗突发性耳聋多例，患者大部分比较壮实，或者面黄暗。

（黄煌医案）

2. 强直性脊柱炎案

患者，男，33岁。

颈腰板痛5年。患者5年前始觉腰背板痛，口服消炎痛、醋酸泼尼松等药疼痛暂得缓解，但颈腰板痛逐年加重，常年靠服消炎镇痛药度日。两年前因颈腰板痛加重，僵硬，不可转侧，经地区医院确诊为强直性脊柱炎，服雷公藤片、小活络丹、壮骨关节丸、消炎痛、地塞米松等药物治疗，仍无明显好转，颈腰部僵硬、疼痛逐日加重，不可转侧，腰背无汗，遂求治于中医。根据上述临床表现，辨证为肾督亏虚，风寒湿邪侵袭关节，闭阻脉络，致关节粘连、增生、僵硬。治以祛风散寒、温经通阳、解肌除湿、补肾、强筋壮骨为主，佐以活血化瘀、通络、缓急止痛，给予葛根汤加味（葛根汤加黄芪、狗脊、牛膝、川芎、地龙、土元、乳香、没药）治疗。10 剂后自觉疼痛减轻，颈腰活动较前灵活。效不更方，守方继服，嘱其将药渣晾干做药枕，加强功能锻炼。20 剂后自觉颈腰痛大减，腰以上有汗，且汗后倍觉轻松，脊柱功能活动范围大增。嘱其配合药枕和功能锻炼，继服上方，共服药 50 剂，除颈部功能活动略受限外，其余自觉症状全部消失，已能从事一般体力劳动。遂将原方改成丸剂，每服 9g，早晚各一次，巩固治疗两个月，注意避风寒。随访一年无复发。

（孙秀清医案）

十一、三 七

三七起源于 2500 万年前的第三纪古热带的残余植物，适宜冬暖夏凉的气候，不耐严寒与酷热，喜半阴潮湿的生态环境。因其对气候、土壤、植被等生长环境有特殊的要求，现仅存于中国云南文山地区。文山作为三七的原产地和主产地，品质最为地道，人工栽培历史迄今已达 400 余年，种植面积、产量占全国 98% 以上，被国家命名为"中国三七之乡"。

三七根、茎、叶均可入药。皂苷是三七的主要有效成分。李时珍《本草纲目》言三七"味微甘而苦，颇似人参之味"。人参皂苷是三七根、茎的主要有效成分之一。三七叶以含原人参二醇型皂苷为主，同时含有微量的原人参三醇型皂苷和黄酮类化合物。三七花蕾中总皂苷及皂苷元含量最高。

三七，味甘、微苦，性温，归肝、胃、心、小肠经。具有止血、散瘀、消肿、止痛、补虚、强壮等功效。主治咯血、衄血、外伤出血、跌打肿痛等。近年来用于治疗冠心病、糖尿病，可抗心绞痛、抗血栓等。

（一）功效与应用

三七入药历史悠久，作用奇特，被历代医家视为药中之宝，故有"金不换"之说法。历代言三七总以止血、行瘀、止痛为主，治疗内、外出血。《本草纲目》中记载三七，味甘、微苦，性温。主治咯血，吐血，衄血，便血，崩漏，外伤出血，胸腹刺痛，跌扑肿痛。《玉楸药解》谓三七和营止血，通脉行瘀，行瘀血而敛新血。可治吐衄、胃脘痛、痢疾、便血、噎膈、咳血、肺痈、毒淋、白浊、尿血、血淋及妇科疾病等。

（二）争议与己见

或因于价格昂贵，或因于生长条件的限制而产量有限，三七用量大多小于10g，或更低。笔者认为，用于散瘀血和去腐肉时，大剂量使用效果非凡。

（三）用药指归

三七是治疗一切血病之药，具有止血、行瘀、补虚之功。广泛用于上、中、下，内、外一切出血之病。吕仁和教授治一切血尿，方中三七粉用量 3 ～ 30g。然止血终属治标之药，血止后去其病因，知犯何逆，随证治之，至关重要。根据病情，用量可大可小，文献记载用量可大至 50g。

（四）医案赏阅

1. 消瘀血

王某，男性，60 岁。

曾因车祸致骨盆粉碎性骨折，住院近 3 个月。用药期间出现身目俱黄，小便色黄如浓茶，考虑药物性黄疸，要求中医会诊。药后黄退。在查体时，发现臀部及背腰部大面积皮下淤青，医生无他法。嘱其待黄退后，每次服用三七粉 15g，每日 3 次，即 1 日 45g。1 周后，皮下淤青消之大半，两周痊愈，且无任何副作用。患者之婿为西医外科医生，深感震惊。中药之神奇，大概如此。

按语：《本草纲目》载："若受杖时，先服一二钱，则血不冲心，杖后尤宜服之，产后服亦良。大抵此药气温、味甘微苦，乃阳明、厥阴血分之药，故能治一切血病。"外伤大面积淤青，西医无特殊治疗办法，只能等待慢慢消散吸收。"杖后尤宜服之"，大抵与车祸同。重剂用之，疗效非凡，亦无出血之虑，同道不妨放心用之。

（雷根平医案）

2. 祛腐排脓

男性，70 有余。

患者食管癌术后 1 个月，转我科治疗。入院时形体消瘦，精神欠佳，神疲乏力。上有鼻饲管、胃肠减压管、胸部有引流管，下有十二指肠营养管。每天有大量脓液从引流管流出体外。内科医生见此情况，每每操心何时能拔掉如此多的管道。外科医生的回答常因其无自信而让家属不满意。在支持、对症治疗的同时，予三七粉 10g，每日 3 次，即每日三七粉 30g，温开水拌成糊状，用 50mL 针管从十二指肠营养管注入。1 周后脓液开始明显减少，1 个半月后胸部引流管、十二指肠营养管、胃肠减压管均去除。胸部影像学检查，食管伤口已愈合。患者精神好转出院，在家将养。

按语：《医学衷中参西录》记载三七治"痢疾下血鲜红久不愈，肠中腐烂，浸成溃疡，所下之痢色紫腥臭，杂以脂膜，此乃肠烂欲穿（三七能腐化生新，是以治之）"。又云："凡疮证之毒在于骨者，皆可用三七托之外出也。"三七，有止血不留瘀、活血不出血的特点，多用于止血、活血，岂不知去腐之力亦很强大。1921 年版《中国医药大辞典》记载："三七功用补血，去瘀损，止血衄，能通能补，功效最良，是方药中之最珍贵者。"肿瘤患者每多消耗，大剂用之，每获佳效，当与其"能通能补"之功有关。古人对药物的体会，深有可究之处。　　（雷根平医案）

十二、大　黄

大黄属蓼科植物，药用部分是大黄的根茎。不同产地作用不同。著名大黄研究专家焦东海的经验是甘肃礼县的掌叶大黄较其他产地的大黄，不仅止血效果好，而且副作用很小。岳美中认为，四川和陕西的大黄比较柔和，而河北的大黄用后腹痛。

最早记载大黄的是《神农本草经》，书中记载大黄："主下瘀血，血闭，寒热，破癥瘕积聚，留饮，宿食，荡涤肠胃，推陈致新，通利水谷，调中化食，安和五脏。"大黄是许多名医擅长使用的药物。东汉张仲景在《伤寒论杂病论》中多处应用了大黄，创立了许多大黄复方，其中大、小承气汤，大柴胡汤，三黄泻心汤，桃核承气汤等至今广泛用于临床，涉及攻积导滞、清热泻火、通宣气机等多个方面。著名大黄研究专家焦东海专门研究大黄的临床应用，著《大黄研究》一书，内容十分丰富。中国工程院院士、中西医结合专家吴咸中使用大黄治疗急腹症，在国内享有盛名。著名肾病专家黎磊石、刘志红院士在大黄的现代研究上有重大创新，揭示了大黄能延缓慢性肾功能衰竭，可治疗糖尿病。在肾病界，医者几乎无人不晓大黄能治肾病。

（一）功效与应用

通腹解毒，善治六高

大黄，是通下的要药，《神农本草经》最早记载大黄有荡涤肠胃、推陈致新、通利水谷的功效；《本草正义》也指出大黄"无坚不破，荡涤积垢，有犁庭扫穴之功"。现今，大黄单味或含有大黄的复方制剂多用于以腹痛而拒按为特征的疾病，如急性胰腺炎、急性胆囊炎、胆石症、肠梗阻、急性阑尾炎等。肾病中大黄的使用主要在于排毒，单用或复方，口服或保留灌肠，不仅适用于急性肾病，也适用于慢性肾病。有报道，用桃核承气汤治疗急、慢性肾功能衰竭，尤其是出血热肾病综合征、挤压综合征引起的急性肾衰有一定效果。

自 20 世纪 60 年代许锡彦在扶正的基础上加用大黄治疗氮质血症取得一定效果后，又有学者发现应用大黄在不引起泄泻的情况下治疗肾衰照样取得良效。这说明大黄治疗肾病不仅仅依赖于通腹泻下之功。现代药理研究证实，大黄能抑制肾单位高代谢，防止细胞外基质的堆积并促进其降解，延缓肾小球硬化；通过荡涤肠腑，使一部分氮质从肠道排出，抑制系膜细胞及肾小管上皮细胞增生，减轻代偿性肥大，同时还能改善肾功能衰竭患者的高凝、高黏状态，改善肾血流量，从而保护残余肾功能，减少蛋白尿，延缓糖尿病肾病（DN）的发展。因此，不论虚证、实证，皆可辨证选用。

近年来，随着我国人民生活水平的提高，代谢性疾病如高血压、高血脂、高血糖、高尿酸、高黏血症、高体重（六高）的发病率越来越高。大黄降六高也成为研究的热点。上海焦东海等学者研究发现，大黄降血脂的疗效肯定而且持续。大黄的醇提取物降甘油三酯的效果高于降血清胆固醇的效果，同时具有降低高血糖、高血尿素氮、高尿酸、高胆红素、高黏血症的作用，而且无明显不良反应。大黄也是当前常用的减肥药，单用常为末，0.25 ～ 0.3g，每日一次，服用一至二个月见效；复方常用防风通圣丸、大柴胡汤等。三黄泻心汤（大黄、黄连、黄芩）有很好的降血压、降血糖作用。肾病患者若见中、下焦虚寒，可伍四逆汤，或大黄附子细辛汤。

（二）争议与己见

大黄的"通"与"补"。"人参杀人无过，大黄救人无功"，从《神农本草经》的记载开始，大黄被认为是一味让人泄泻的猛药，很多医生望药生畏！金元四大家之一的张从正，后世称"攻邪派"创始人，在《内经》思想影响下，提出"血气贵流不贵滞"的观点，让人们对大黄有了新的认识。《儒门事亲·卷二》记载："《内经》一书，唯以气血通流为贵。世俗庸工唯以闭塞为贵。又只知下之为泻，又岂知《内经》之所谓下者，乃所谓补也。陈莝去而肠胃洁，癥瘕尽而荣卫昌。不补之中，有真补者存焉。"提出通、补的概念。气血流通即是补养。在临床中，通比下更重要。下用于急重，通在于调养，尤其是代谢性疾病的调治更为重要。

许多中国人喜补而恶泻。大黄用得好，常可达到健身延年的作用，此即大黄的以通为补之功。中华人民共和国成立前，上海三友实业社为开发一种不同凡响的补药，曾邀请沪上中医名家各献良方，众医所献多为人参、黄芪之类，唯有一方奇特——仅生大黄一味，上市获大利。

（三）用药指归

经典的大黄应用指征为里、实、热、阳证。吴有性指出大黄应用的舌苔多呈黄苔，或黄腻苔，或焦黄苔。叶天士提出"或黄苔，或如沉香色，或灰黄色，或中有断纹"者均可用大黄。吴瑭提出脉象沉数有力，也为应用大黄之指征。

南京中医药大学黄煌教授提出大黄证、脉、体质：①大黄证："口燥舌黄"，其舌质坚老，舌苔黄厚干糙，或如干焦锅巴状，称之为"大黄舌"。②大黄脉：滑实。滑是脉来流利，圆滑鼓指，也包括脉搏相对较快；实指脉搏按之较为有力。③大黄体质：体格健壮，肌肉丰满，食欲旺盛，容易腹胀，或大便秘结，口唇暗红，皮肤易生疮痘，血压偏高，或血脂偏高。

（四）医案赏阅

1. 治中毒

毛某，男，59岁，农民。1978年8月22日就诊。

患者在19日晚餐时食用从山上采来的野生香蕈约150g，当晚10时许，上腹不适，先恶心，继呕吐，吐出少量胃内容物。经当地医院治疗无效。于21日入本院内科病房。当时患者躁动不安，呼吸急迫，24小时尿量不到300mL，色赤。检查：血压180/98mmHg，心率122次/分，膀胱不充盈。心电图报告，窦性心动过速，部分导联T波变化。尿常规：蛋白（+++），红细胞（+++），白细胞（+++），颗粒管型（++）。血尿素氮68mg/dL，肌酐5.2mg/dL，$CO_2CP18mmol/L$。西医诊断：毒蕈中毒，急性肾功能衰竭。22日邀中医会诊。当时见患者烦躁不安，面色少华，舌淡紫，苔黄厚腻，脉数。此乃毒邪内侵，急以导泻解毒法处之。处方：生大黄30g，生甘草5g。水煎服。服药的次日晨大便1次，小便约500mL。舌淡紫，苔薄黄腻，脉细数，余症如上。患者全身大汗淋漓，急用独参汤益气固脱。前方加别直参9g，另煎服下。二剂后精神好转，呼吸平稳，出汗已愈，大便每日1次，量多，24小时尿量已达2000mL左右，舌淡红，苔薄黄腻,脉细。后用益气育阴解毒法收功,9 月 15 日经全面检查均正常,痊愈出院。[王明如 . 大黄治疗急性肾功能衰竭 . 中医杂志,1992(2):5.]

2. 治消渴

盛氏夫人,患糖尿病 15 载,时轻时重,半年来空腹血糖在 180mg/dL 以上,尿糖(++++),求治于北方数省、市,经多方医治,未见明显效果。现口渴,多饮,多食,尿道涩痒,大便正常,舌苔微黄,寸口脉滑。余思之,他医多方治之,常法乏效,当另辟蹊径以图之。血糖升高,尿糖乃多,对血中之糖,一应开流,增加血糖的利用、贮存、转化;二宜截源,减少肝糖元分解及糖异生,考虑众多药物中唯大黄具此功效,乃在处方中加大黄 10g,同煎。3 剂后诸症悉减,12 剂后血糖降至 95mg/dL,尿糖阴性。后服单味大黄末一个月,巩固疗效,随访 8 年未复发。在以后的糖尿病治疗中,我必用大黄,或单味,或复方,或加入煎饼面中食之,均获佳效。

(李炳茂医案)

3. 治淋浊

黄某,43 岁。1988 年 6 月 5 日就诊。

患慢性前列腺炎 3 年。曾用呋喃坦啶(呋喃妥因)、复方新诺明、氟哌酸(诺氟沙星)等药连续交替使用治疗近半年,腰骶、睾丸疼痛未见改观,并伴发排尿疼痛及排尿延迟,排尿终末尿道口有少量白浊滴出,患者极易紧张。早泄、阳痿、遗精、失眠等症也相继出现,经人介绍来我科诊治。查体:一般情况可,除腰骶部有明显叩击痛外,其他未见异常。化验尿常规示:尿蛋白(+),高倍视野下所见红细胞 1～3 个,白细胞 8～12 个,有集团。做直肠指诊检查：前列腺体略大，质地较硬，表面不甚规则，稍有压痛。按摩后取少许前列腺液，镜检：卵磷脂小体少量，WBC 15～20个，有集团。予生大黄5g，煎剂。服用5天后，腰骶、睾丸疼痛及排尿痛、排尿延迟等症明显减轻。继续治疗一周后，睡眠恢复正常，所有症状完全消失，在这期间也未再出现遗精。患者口服大黄煎剂，除前一二天有肠鸣及轻度泻下外，以后未见大便明显增多等情况。经治疗15天，再次进行化验检查，尿中除白细胞3～5个外，蛋白、红细胞、白细胞、集团均消失，前列腺触痛消失。前列腺液镜检：卵磷脂小体增多，白细胞集团消失。

（李宝勤医案）

4. 治慢性肾功能衰竭

林某，女，41岁。2012年8月3日就诊。

患者于2012年因乏力就诊于河北省某医院，查血肌酐502μmoL/L，予尿毒清、碳酸氢钠等治疗，后曾自服中药，疗效欠佳。2012年7月1日自觉肢体麻木，就诊于北京大学某医院，查尿蛋白（++），血肌酐402μmoL/L，因治疗后病情未见好转，遂来我院就诊。现症：乏力，头晕，恶心呕吐，不思饮食，小便不利，大便日行一次，双下肢不肿，无肌肤瘙痒、麻木，舌淡，苔微黄腻。证属脾胃气虚，湿浊中阻。治以健脾祛湿，宣畅气机。予大黄、大黄炭化裁。方用：黄芪30g，大黄、茯苓、枳壳、丹参、川芎、枇杷叶、荷叶各15g，砂仁、桑叶、紫苏叶、大黄炭各10g。每日1剂，水煎两次取汁250mL，早晚分服。治疗期间忌食肥甘厚味及辛辣煎炸炙煿食物，节房事，调情志。

二诊：服 7 剂后，恶心呕吐症状减轻，头晕次数减少，大便泻下臭秽，仍感乏力。查尿常规：尿蛋白（+），肾功能：血肌酐 390μmoL/L。原方去丹参加党参 30g，加萆薢、萹蓄、车前子以健脾益气，分利湿热。继服 7 剂。

三诊：服药后小便通，大便正常，恶心呕吐、头晕症状消失。尿常规：尿蛋白（+）。原方去桑叶、紫叶、枇杷叶、荷叶、砂仁，加牛膝、杜仲、补骨脂各 15g，以补肾固摄。

四诊：服药后，诸症平稳。尿常规：尿蛋白（+），肾功能：血肌酐 340μmoL/L。随访 6 个月病情稳定。

按语：慢性肾衰竭归属中医学虚劳、关格、水肿等范畴。主要表现为恶心呕吐、不思饮食等。患者脾肾气虚已久，平时不注意饮食，气化不行导致湿困脾胃，阻碍三焦气机，湿浊毒邪上逆犯胃，出现恶心呕吐，头晕；气不化水，肾关不开，小便不利，遂致关格。本病属本虚标实，湿邪内蕴为标，脾肾气虚为本。张宗礼先生依从《证治准绳·关格》中"治主当缓，治客当急"的原则，以健脾化湿、宣畅气机为基本治法。《医贯》中曰："关者不得出也，格者不得入也。"因湿浊毒邪上犯中上二焦较严重，张宗礼先生用大黄 15g，取其荡涤肠胃、苦寒降浊之功效，使其湿浊邪气从大便降泄而去。加大黄炭 10g 佐大黄，以加强其降浊的力量，又避免了苦寒过重伤及脾胃之弊。在此基础上加黄芪、茯苓、白术益气健脾，砂仁、枳壳斡旋中焦、行气祛湿，丹参通行血脉，川芎行血中之气，与丹参合用共奏活血祛瘀之功，余药当宣通气机，使清升浊降。因药证相符，故疗效显著。

（张宗礼验案）

十三、鳖 甲

鳖甲，为中华鳖的背甲。于春、夏、秋三季割取，去掉残肉，洗净，晒干后可入药。鳖甲含骨胶原、氨基酸、微量元素等成分。活杀勿煮，则所取甲更佳。当作菜肴食用之甲不作药用。鳖甲味咸性寒，归肝、肾经。功能：滋阴潜阳，软坚散结，退热除蒸。主治骨蒸劳热、疟母、胁下坚硬、腰痛、经闭癥瘕等症。

（一）功效与应用

1. 鳖蒜汤治疗肝硬化腹水

鳖蒜汤方：鳖鱼 500g，生独头蒜 200g。水煮烂熟，勿入盐，淡食之。或用鳖甲 30～60g，大蒜 15～30g 为基础，随症加味，水煎服。

本方是江西民间流传的鳖鱼大蒜验方，在当地用于晚期血吸虫病的肝硬化腹水。最早由江西名医万友生向亲友推荐使用获效，并于 20 世纪 90 年代初发表于《中医杂志》。之后，河南符世纯以本方治疗肝硬化腹水 32 例，疗效满意。近年来，我亦常用于治疗各种肝硬化腹水，效果非常好。单用鳖甲，水煎服亦有效。

2. 治疗多发性骨髓瘤

鳖甲具有软坚散结之功，常用于治疗癥瘕积聚（包括肿瘤）一类疾病。具有代表性的是张仲景鳖甲煎丸。因其既能滋阴，又能退热；既能抗癌，又能提高免疫功能，并对清退低热有利，用于治疗多种癌病，如肝癌、肺癌、肠癌、宫颈癌、卵巢癌、骨肿瘤。个人体会，单用鳖甲或鳖蒜汤治疗多发性骨髓瘤，主要作用不仅在于缩小肿大的脾脏，而且还能够纠正脾功能亢进症引起的血细胞降低。鳖甲因其软坚散结之功，现今还用于多种纤维化性疾病，最常用于肝纤维化、肾间质纤维化，进而延缓肝硬化、肾功能衰竭。本人用张仲景薯蓣丸加鳖甲治疗肾纤维化形成的慢性肾功能衰竭，效果很好。

3. 治疗泌尿系结石

鳖甲治疗石淋见于《肘后备急方》。《本草纲目》记载："沙石淋痛，用九肋鳖甲醋炙研末，酒服方寸匕，日三服。石出瘥。肘后方。""卒得腰痛不可俯仰，用鳖甲炙研末，酒服方寸匕，日二。肘后方。"《本草纲目》亦有记载："除老疟疟母，阴毒腹痛，劳复食复，斑痘烦喘，小儿惊痫，妇人经脉不通难产，产后阴脱，丈夫阴疮石淋，敛溃痈。"宁海县中医院叶小华、宁海县人民医院王耀庆用自拟三金鳖甲汤为主治疗泌尿系结石204例。三金鳖甲汤基本方：炙鳖甲30g，海金沙8g，炙鸡内金15g，金钱草30g，滑石15g，川芎6g，乌药8g，车前子10g，白茅根30g，黄芪30g，王不留行20g，石韦10g，夏枯草30g，延胡索15g。每日1剂，服15剂为1个疗程。204例结石患者治愈102例，占50%；好转72例，占35.3%；无效30例，占14.7%。经随访3年复发18例，占8.8%。总有效174例，占85.3%。

4. 治疗特发性血小板减少性紫癜

治疗特发性血小板减少性紫癜是在治疗多发性骨髓瘤的过程中发现的。鳖甲治疗多发性骨髓瘤不仅使脾脏显著缩小，而且还能抑制血小板减少。后来遇到特发性血小板减少的患者，用之治疗，血小板上升较快。

（二）争议与己见

西医学在肾功能衰竭的治疗中，严格控制蛋白质饮食是必须的。有人质疑，鳖甲用于肾功能衰竭的治疗会增加蛋白质的摄入，进而加重肾功能的损害。其实不然，鳖为血肉有情之品，鳖甲为鳖的骨质部分，两者不同。用于肾功能不全时，取鳖甲软坚散结之功以抗肾脏纤维化，改善肾功能。鳖甲含骨胶原、氨基酸、微量元素等成分，并未含大量蛋白质。临床实践也证实，使用鳖甲治疗慢性肾功能衰竭有益而无害。

（三）用药指归

鳖甲用途较广，主要取其软坚散结、滋阴潜阳作用，广泛用于肿瘤、结石、血液病、纤维化病变等领域。一般用量15～20g，也有用30g以上的报道。可单用，也可复方使用。需先煎，或用配方颗粒剂。

（四）医案赏阅

1. 肝硬化腹水

1954年某县卫生院院长曾给我介绍过一个大肚子病例。该患者先后在省、地、县医院住院，因属晚期肝硬化腹水，经治无效而出院。患者回家后，采用当地民间流传的鳖鱼大蒜验方，服后大肚子日渐消退，终告痊愈。并经该院详细检查，证实肝功能确已完全恢复正常。据说，这个验方在当地的确曾治愈过一些晚期血吸虫病的肝硬化腹水。由此引起了我对这个验方的注意，并向亲友推荐使用，获效。现就记忆所及，简介两例如下：

一为张姓男，中年人。患晚期血吸虫病肝硬化腹水，腹大如鼓，四肢消瘦，曾在省某医院住院治疗无效后，就诊于我处，当即授以上方。患者回县后，坚持服用一个多月，共食鳖鱼四五十只。据患者说，服后小便数量日益增加，腹水迅速消退而愈。

二为万姓男，中年人。患大肚子病，在县、乡多次治疗无效后，乃来省就诊于我处，我授以上方。患者坚持服用，亦告痊愈。

（《万友生医案选》）

2. 多发性骨髓瘤脾肿大

5 年前，朋友之岳母，患多发性骨髓瘤。长期服用苯丁酸氮芥（瘤可宁），病情相对稳定。后因副作用较大，停止服用。继而脾脏肿大至腹底，伴神疲乏力，纳差口干，形体消瘦，爪甲不华。检查提示，贫血，血小板低。求治于我处。患者平时因不习惯中药药味，不喜服用中药，又加之近日不思饮食，遂思用鳖蒜汤药食两用，软坚散结，缩小脾脏，缓解腹内压力，增进食欲。嘱每日鳖甲 15g，大蒜 1 头，剥皮洗净，与鳖甲同煎。喝汤，食大蒜。1 周后，患者脾脏缩小 1/3，1 个月后脾脏缩至肋下两指，贫血改善，血小板近于正常。患者及家属非常高兴。

（雷根平医案）

参考文献

[1] 裴永清. 伤寒论临床应用五十论 [M]. 北京：学苑出版社，2005.

[2] 李时珍. 本草纲目 [M]. 北京：人民卫生出版社，1965.

[3] 刘沛然. 细辛与临床 [M]. 北京：人民卫生出版社，1994.

[4] 雷根平，缪峰，杨晓航，等. 加味薯蓣丸对慢性肾功能衰竭患者肾功能的影响 [J]. 陕西中医，2014，35（09）：1118-1119.

[5] 李可. 李可老中医急危重症疑难病经验专辑 [M]. 太原：山西科学技术出版社，2002.

[6] 朱曾柏. 中医痰病学 [M]. 武汉：湖北科学技术出版社，1984.

[7] 杜雨茂. 中医临床家杜雨茂 [M]. 北京：中国中医药出版社，2003.

[8] 张喜奎. 肾脏病六经辨治 [M]. 北京：中国中医药出版社，2006.

[9] 刘渡舟，程昭寰. 肝病证治概要 [M]. 天津：天津科学技术出版社，1985.

[10] 吕景山. 施今墨对药临床经验集 [M]. 太原：山西人民出版社，1982.

[11] 董振华.祝谌予治疗糖尿病经验举要 [J].中华中医药杂志,1993,8(01)：43-46.

[12] 雷根平，王铖，孙立优.论湿热在糖尿病发病中的作用 [J].陕西中医学院学报，2003，26（06）：7-8.

[13] 祝谌予.临床用药经验两则 [J].山西中医，1989，5（01）：4-5.

[14] 董振华，季元，范爱平.祝谌予经验集 [M].北京：人民卫生出版社，2012.

[15] 宇文亚，沈舒文，彭宁，等.胃黏膜异型增生虚实关联证数据库建立方法学探讨 [J].中华中医药学刊，2008（01）：80-81.

[16] 宇文亚.沈舒文教授从毒瘀交阻治疗胃癌前病变经验 [J].陕西中医，2005（11）：1198-1199.

[17] 王捷虹，宇文亚，惠建萍.沈舒文教授毒瘀交阻理论辨治胃癌前病变经验 [J].中华中医药杂志，2013，28（07）：2034-2036.

[18] 雷根平，刘玉霞，孙燕.慢性肾功能衰竭虚实相因病机特点与治疗思路 [J].四川中医，2007（11）：28-29.

[19] 沈舒文，宇文亚.脾胃病辨治方法与用药经验 [J].辽宁中医杂志，2010，37（09）：1654-1655.

[20] 张玲，董盛，王婷，等.雷根平辨治肾病综合征之经验 [J].江苏中医药，2022，54（12）：23-26.

[21] 沈舒文.沈舒文临证心悟 [M].北京：中国中医药出版社，2023.

[22] 葛均波，徐永健，王辰.内科学 [M].9 版.北京：人民卫生出版社，2018.

[23] 周仲瑛.中医内科学 [M].北京：中国中医药出版社，2003.

[24] 刘梓衡.现代名老中医珍本丛刊：刘梓衡临床经验回忆录 [M].北京：人民军医出版社，2012.

[25] 宋晓梦，吴瑾，雷根平，等.雷根平辨治特发性水肿经验 [J].四川中医，2014，32（10）：8-9.

[26] 陆以湉.冷庐医话 [M].北京：人民军医出版社，2010.

[27] 张锡纯.医学衷中参西录 [M].太原：山西科学技术出版社，2009.

[28] 魏国安，董盛，雷根平.雷根平运用大剂量药物经验 [J]. 中医学报，2020，35（11）：2384-2387.

[29] 吴瑾，宋晓梦，王朝霞，等.雷根平用重剂黄芪益母草治疗特发性水肿经验 [J]. 四川中医，2014，32（09）：11-12.

[30] 雷根平，唐尚友，汶医宁.大剂量黄芪运用举隅 [J]. 现代中医药，2003（01）：52-53.

[31] 王海燕，赵明辉.肾脏病学 [M]. 4 版.北京：人民卫生出版社，2021.

[32] 雷根平，胡蓝方，李小会."三部六法"辨治过敏性紫癜性肾炎的经验总结 [J]. 中国中医基础医学杂志，2019，25（03）：387-389.

[33] 傅晓骏.谈"瘀浊蕴毒"与慢性肾衰竭 [J]. 中国中西医结合肾病杂志，2002（05）：293.

[34] 沈庆法.慢性肾功能衰竭的中医认识和临床研究 [J]. 上海中医药杂志，2000（03）：42-44.

[35] 黄琨.慢性肾功能不全中医药治疗的研究新进展 [J]. 时珍国医国药，2005，16（03）：240-241.

[36] 雷根平，邢玉瑞，杨晓航.慢性肾功能衰竭"虚实演变"证候理论的构建及其治疗思路 [J]. 辽宁中医杂志，2010，37（10）：1943-1944.

[37] 李静静，雷根平.雷根平运用大复方治疗肾系顽疾经验 [J]. 山东中医杂志，2020，39（05）：496-499.

[38] 雷根平，李小会，高碧峰，等.薯蓣丸治疗慢性肾功能衰竭的思路 [J]. 河南中医，2013，33（10）：1607-1609.

[39] 贾秀琴，李雪梅.中药抗肾纤维化用药规律探析 [J]. 中国中西医结合肾病杂志，2006，7（12）：739-740.

[40] 王婷，雷根平.中医药治疗痛风病临床经验 [J]. 黑龙江中医药，2011，40（0 5）：31-32.

[41] 雷根平.原发性肾病综合征膜性肾病中医病机及治法探讨 [J]. 中国中西医结合肾病杂志，2016，17（05）：443-445.

[42] 雷根平.对 2 型糖尿病主要病机观点的再认识 [J]. 江苏中医药，2006，27（11）：9-10.

[43] 余德惠，雷根平. 雷根平治疗特发性水肿验案 4 则 [J]. 四川中医，2017，35（07）：171-172.

[44] 雷根平. 三部六法治紫癜 [M]. 北京：中国中医药出版社，2023.

[45] 郭维一，郭补林. 郭维一老中医临证实践录 [M]. 西安：陕西科学技术出版社，1994.

[46] 朱良春. 治疗慢性肾炎的七点经验 [J]. 江苏中医杂志，1986（10）：10-11.

[47] 张志聪. 本草崇原 [M]. 北京：中国中医药出版社，1992.

[48] 傅文录. 李可应用附子经验 [J]. 河南中医，2011，31（08）：849-853.

[49] 肖成荣，陈鹏，王宇光，等. 半楼贝蔹及配伍乌头对大鼠肝细胞色素 P450 酶含量的影响 [J]. 天津中医药，2004，21（04）：311-314.

[50] 高源，费宇彤，钟赣生，等. 十八反中附子 - 瓜蒌反药组合临床同用随机对照研究中文献特征分析 [J]. 中国实验方剂学杂志，2014，20（11）：218-222.

[51] 郑寿全. 医理真传 [M]. 北京：中国中医药出版社，2008.

[52] 黄煌. 附子 [J]. 中国社区医师，2003（04）：31-33.

[53] 李可. 李可老中医急危重症疑难病经验专辑 [M]. 太原：山西科学技术出版社，2006.

[54] 戴丽三. 戴丽三医疗经验选 [M]. 昆明：云南人民出版社，2011.

[55] 姜春华. 姜春华论医集 [M]. 福州：福建科学技术出版社，1985.

[56] 陈金鹏，张克霞，刘毅，等. 地黄化学成分和药理作用的研究进展 [J]. 中草药，2021，52（06）：1772-1784.

[57] 朱良春. 朱良春医论集 [M]. 北京：人民卫生出版社，2009.

[58] 王婷，雷根平. 中医药治疗痛风病临床经验 [J]. 黑龙江中医药，2011，40（05）：31-32.

[59] 陈熠. 陈苏生医集纂要 [M]. 上海：上海科学技术文献出版社，1994.

[60] 唐秀萍. 土茯苓治疣效果好 [J]. 中国社区医师，1991（11）：26.

[61] 张山雷. 本草正义 [M]. 太原：山西科学技术出版社，1920.

[62] 程双，彭财英，潘玲玲，等 . 中药土茯苓的现代研究进展 [J]. 江西中医药，2021，52（03）：69-76.

[63] 王远征，李国庆 . 治疗痛风验方 [J]. 中国民间疗法，2016，24（03）：89.

[64] 朱开然，雷根平 . 雷根平辨治慢性肾病蛋白尿经验 [J]. 四川中医，2017，35（03）：9-11.

[65] 黄煌 . 药证与经方 [M]. 北京：人民卫生出版社，2008.

[66] 吴谦 . 医宗金鉴 [M]. 北京：中医古籍出版社，1995.

[67] 蔡定芳 . 恽铁樵全集 [M]. 上海：上海科学技术出版社，2018.

[68] 刘宇，刘建华 . 刘惠民先生治疗外感的用药经验 [J]. 山东中医杂志，2002（05）：309-311.

[69] 赵守真 . 治验回忆录 [M]. 北京：人民卫生出版社，1962.

[70] 董长富 . 中医汗法治疗类风湿性关节炎的体会 [J]. 辽宁中医杂志，1980（07）：36-38.

[71] 洪广祥，马山，蔡抗四，等 . 麻黄的临床运用经验（续完）[J]. 中医杂志，1992（04）：4-9.

[72] 李文亮，齐强 . 千家妙方 [M]. 北京：中国人民解放军战士出版社，1982.

[73] 路志宽，路志贤 . 重用葛根治疗输尿管结石 [J]. 中医杂志，1999（04）：199.

[74] 路志宽 . 葛根石韦散治疗输尿管结石临床观察 [J]. 光明中医，2006，21（03）：65.

[75] 张文春，龙千里 . 葛根芩连汤灌肠治疗婴幼儿轮状病毒性肠炎 80 例 [J]. 中医药研究，2001，17（05）：20.

[76] 江道合，江青东 . 葛根素对肥胖相关基因 NPY、POMC 和 NMU 表达的影响 [J]. 现代牧业，2022，6（03）：5-9.

[77] 孙秀清，李波，董瑞华 . 葛根汤加味治疗强直性脊柱炎 15 例临床观察 [J]. 中国社区医师，2005，21（19）：36.

[78] 刘志红，黎磊石 . 慢性肾功能衰竭的防治 [J]. 中国实用内科杂志，1997，17（06）：3-4.

[79] 黄煌 . 大黄 [J]. 中国社区医师，2002（22）：33-35.

[80] 王明如 . 大黄治疗急性肾功能衰竭 [J]. 中医杂志，1992（02）：5.

[81] 李炳茂 . 大黄的降糖、降压等作用 [J]. 中医杂志，1992（02）：8-9.

[82] 李宝勤 . 单味大黄治疗慢性前列腺炎 [J]. 中医杂志，1992（02）：6-7.

[83] 苏浩，张宗礼 . 张宗礼运用大黄和大黄炭治疗肾病验案 [J]. 山东中医杂志，2013，32（09）：679-680.

[84] 万友生 . 鳖蒜汤 [J]. 中医杂志，1989（07）：27.

[85] 叶小华，王耀庆 . 自拟三金鳖甲汤为主治疗泌尿系结石 [J]. 宁波医学，1995（03）：115.

[86] 王鱼门 . 万友生医案选 [M]. 北京：中国中医药出版社，2016.